Ingrid Pfendtner

Gesund bleiben und genießen

Grüner Tee

Mit einem bewährten Hausmittel
Durchblutungsstörungen, Infektionen aller Art und
Erkältungskrankheiten nachhaltig behandeln

Urania

Inhalt

Vorwort

Tee ist das älteste und wohl beliebteste Getränk der Welt. Einst, vor fast 3000 Jahren, so erzählt die Legende, weilte der chinesische Kaiser Shen Nung in seinem Garten. In seine mit heißem Wasser gefüllte Trinkschale wehte der Wind ein Blatt von einem Strauch, und alsbald stieg ein zarter, angenehmer Duft daraus auf. Shen Nung kostete von dem Getränk – es war der erste Tee.

Seither schätzen ihn die Chinesen. Zuerst nutzten sie Tee ausschließlich als Arznei, später auch als Genußmittel. Grüner Tee ist ein Klassiker der chinesischen Heilkunde. Mit ihm kurierten die Chinesen Kopfschmerzen, Müdigkeit, Rheuma, Konzentrationsschwächen und Sehstörungen.

Lange behielten sie das Geheimnis der Teezubereitung für sich. Erst um 800 nach Christus schmuggelten japanische Mönche Teesamen in ihre Heimat. Tee prägte fortan das kulturelle Leben des Inselvolkes. 800 Jahre später brachten die Holländer den Tee nach Europa, wo er rasch ein beliebtes Getränk wurde.

Grüner Tee ist Genuß und Heilmittel. Er schmeckt, stärkt Seele, Geist und Nerven und hilft, die Gesundheit zu erhalten.

Grüner Tee beugt vielen Erkrankungen, vom einfachen Schnupfen über viele der sogenannten Zivilisationskrankheiten bis hin zum Krebs, vor. Er unterstützt die natürlichen Heilungsprozesse des Körpers und begleitet notwendige Therapien. Grüner Tee entspannt und verleiht neue Energie. Schließlich verzögert und lindert er die Beschwernisse des Älterwerdens. Er ist also ein wahres Lebenselixier.

Grüner und schwarzer Tee stammen von der gleichen Pflanze, der Unterschied kommt durch die verschiedene Behandlung der gepflückten Blätter zustande. Grüner Tee enthält unverändert alle gesundheitlich wirksamen Stoffe. Das macht ihn so bekömmlich. Für schwarzen Tee werden die Blätter fermentiert und chemisch verändert. Der bernsteinfarbene bis dunkle Aufguß hat einen kräftigen Geschmack.

Grünen Tee können Sie, wenn Sie gesund sind, jederzeit in beliebiger Menge trinken. Er kultiviert die Sinne und schenkt Ruhe und Gelassenheit. Die Zubereitung lenkt die Aufmerksamkeit auf den kommenden Genuß, das Teegeschirr gefällt dem Auge, der feine Duft erfreut und belebt, die Wirkstoffe schmeicheln den Nerven.

Der erste Tee war grün

Der immergrüne Teestrauch *Thea sinensis*, heute von den Botanikern meist als *Camellia sinensis* bezeichnet, wächst in den feucht-warmen Gebieten um den Äquator in Höhen bis zu 2000 Metern. Seine ursprüngliche Heimat liegt in Assam in Hinterindien. Der Brahmaputra, einer der großen Ströme Asiens, fließt durch Assam. Hohe Gebirge umschließen das Gebiet, das zu den regen-reichsten Gegenden der Welt zählt.

Tee in China – erst Heilmittel, dann Volksgetränk

Von Assam kam die Teepflanze vor rund 5000 Jahren nach China. Vermutlich brachten Mönche den Teesamen von einer Reise durch die indische Provinz mit. Um 2700 vor Christus »entdeckte« der chinesi-sche Kaiser Shen Nung das Teetrinken. Shen Nung gilt als der Begründer der chi-nesischen Kräuterheilkunde. Er probierte den Geschmack und die Wirkung aller Kräuter, und er lehrte das Volk, was es über deren Nutzen wissen und welche es meiden sollte. Weil Shen Nung besonders den Ackerbau förderte, wurde er als »göttlicher Landmann« verehrt. Viele seiner Lehren sind heute noch gültig.

Die Legende berichtet von einem Getränk, tatsächlich verzehrten die Chinesen aber Teeblätter als Gemüse oder breiartige Suppe. In der traditionellen Pflanzenmedi-zin werden viele Heilkräuter als Kraftsuppe oder Abkochung verabreicht. So zubereitet kann der Körper die Kräuter am leichtesten aufnehmen und verdauen, und die Heil-pflanzen lassen sich ganz individuell zu-sammenstellen. In die Teesuppe kamen Salz, Milch, Reis, Ingwer und Gewürze.

Grüner Tee galt als Arznei und Heilmittel. Er half bei Kopfschmerzen und Müdigkeit, linderte Rheuma und behob Konzentra-tionsschwächen und Sehstörungen.

Viele Jahrhunderte vergingen, bis der grüne Tee zum Genußmittel und im sech-sten Jahrhundert nach Christus schließlich zum Volksgetränk aufstieg. Während der Tang-Dynastie (618 – 906) gehörte das Tee-trinken zum Alltag der Chinesen. In dieser Zeit erschien auch »Ch'a-King«, das Tee-buch des Luh Yü, in dem der Schriftsteller alles Wissen über den Tee zusammengetra-gen hatte. Damals dämpfte man die Blätter, zerkleinerte sie in einem Mörser und preßte das Kraut zu einem Ziegel. Dann nahm man ein Stück von diesem Preßkuchen und kochte es mit allerlei Zugaben. Luh Yü, der noch heute als Schutzpatron des Tees verehrt wird, lehnte Zusätze ab und bevorzugte den reinen bitteren Geschmack.

Erst während der Ming-Dynastie (1368 – 1644) begannen die Chinesen, ihren Tee ähnlich wie heute aufzubrühen. Sie übergossen die getrockneten Blätter mit kochendem Wasser und servierten den Tee in besonderem Porzellan.

Religiöses Teeritual in Japan

Buddhistische Mönche brachten einst den Tee nach China und pflanzten ihn rund um ihre Klöster an. Gleiches geschah in Japan: Um 800 nach Christus schmuggelten zwei buddhistische Mönche den Teesamen von China nach Japan und kultivierten die Pflanze. Im Zen-Buddhismus des 15. Jahrhunderts entwickelte sich das gemeinsame Teetrinken zu einem bis ins kleinste Detail festgelegten, streng religiösen Ritual. Die Zeremonie galt als Übung auf dem Weg zur Erleuchtung. Sie förderte Ruhe und Harmonie, Klarheit, Schlichtheit und Reinheit, Ehrfurcht und Stille, schulte den Geist und diente der Meditation.

Frühe Handelswege nach Europa

Nach Europa kam Tee erst sehr viel später. Reisende Araber boten ihn um 1550 als Tauschobjekt an. Holländische Seefahrer und Kaufleute brachten erstmals 1610 Tee mit in ihre Heimat. Im 17. Jahrhundert kam der Tee auf zwei Wegen nach Europa: Einmal auf der Seidenstraße und durch Rußland nach Osteuropa, zum anderen über den Seeweg in die Küstenländer Holland, Friesland und England. Den Karawanentee nannte man wie die Chinesen Ch'a. Die Engländer bevorzugten Tea.

50 Jahre lang versorgten vor allem die Holländer den Kontinent mit Tee, dann gründeten die Engländer die Ostindische Kompanie, eine große Handelsgesellschaft, schickten eigene Segelschiffe los und kauften im chinesischen Hafen Kanton den begehrten Tee. Anfangs wurde nur grüner Tee geliefert, der schwarze Tee kam erst Ende des 19. Jahrhunderts auf.

Tee wurde trotz hoher Steuern zum britischen Nationalgetränk. Im 18. Jahrhundert gaben Londoner Arbeiter rund fünf Prozent ihres Lohnes für Tee aus. Der Tee wurde Teil einer Lebensphilosophie, es entstanden Teekränzchen und -gesellschaften, der Fünfuhrtee war bald aus der englischen Gesellschaft nicht mehr wegzudenken.

Der Handel war streng geregelt. Außer Kanton durften englische Händler keinen chinesischen Hafen anlaufen. Der Tee mußte in Silbermünzen bezahlt werden. Niemand wußte, woher er kam oder wie er behandelt wurde, die Chinesen behielten diese Geheimnisse streng für sich. Das paßte den britischen Händlern nicht, und sie versuchten, das chinesische Diktat zu umgehen. Sie brachten aus Indien Opium mit und tauschten es illegal gegen Tee. Es kam zum Opiumkrieg (1840 – 1842) zwischen den einstigen Handelspartnern. China unterlag, mußte weitere Häfen öffnen und verlor das Handelsmonopol für Tee.

Aus Grün wird Schwarz

Sofort begannen die Engländer, in ihren Kolonien Tee anzupflanzen. Weil sie nicht wußten, wie die Chinesen die Blätter verarbeiteten, sandten die Kolonialisten einen Spion aus: Ein Botaniker ging als chinesischer Kaufmann verkleidet nach China und schaute sich die Verarbeitungsschritte ab. Der Teestrauch wurde bis nach Afrika und Südamerika verbreitet, schwarzer Tee eroberte die europäischen Teestuben, und bis zur Mitte unseres Jahrhunderts war der grüne Chinatee fast vom Weltmarkt verdrängt.

Teetrinken in Deutschland

Die Holländer brachten das neue Getränk auch nach Deutschland. 1657 führte der holländische Arzt C. Dekker den Tee am Hof des Großen Kurfürsten Friedrich Wilhelm in Brandenburg ein. Tee war zunächst ein Getränk für den Adel und die besseren Kreise, aber auch Medikament. Der Leibarzt des Kurfürsten linderte die Gichtbeschwerden des Herrschers mit Tee. Mediziner verschrieben ihn auch gegen Blähungen und Magenverstimmung, und jeder konnte den Tee in der Apotheke kaufen. Zu Beginn des 19. Jahrhunderts wurde Teetrinken populär, der Tanztee kam auf. Vor dem Ersten Weltkrieg wurde in Deutschland noch weitaus mehr grüner als schwarzer Tee getrunken. Seit Anfang 1990 hat sich der Verbrauch von grünem Tee in Deutschland verzehnfacht. Mittlerweile wartet eine erstaunliche Geschmacksvielfalt darauf, entdeckt zu werden, und auch eingeschworene »Schwarztrinker« können sich von dem Vorurteil freischmecken, daß grüner Tee stets bitter sei.

Vom Strauch zur Ware Tee

Die Verarbeitung der Teeblätter zum Tee und ganz besonders zum schwarzen Tee war, wie wir schon sahen, lange Zeit eines der bestgehüteten Geheimnisse. Die Chinesen ließen keine europäische »Langnase« ins Land. Heute wächst und gedeiht der Teestrauch auf Plantagen rund um den Globus. 80 Prozent der Welternte wird zu schwarzem Tee verarbeitet. Doch der grüne Tee findet immer mehr Freunde und Anhänger.

Die Pflanze aus dem Nebelwald – Botanik und Ansprüche des Teestrauchs

Lange Zeit glaubten die Botaniker, es gebe zwei Arten Tee, nämlich *Camellia assamica* und *Camellia sinensis*, den Tee aus Assam und den chinesischen. Eigentlich streiten sie sich heute noch. Manche Pflanzenkundler halten den Teestrauch für eine Art, deren zwei Formen sich durch die jahrtausendealte Kultur stark voneinander unterscheiden. Andere Botaniker bestehen nach wie vor auf zwei Arten.

Der chinesische Tee ist ein strauchiger Busch mit schmalen und zarten Blättern, der höher wachsen würde, wenn man ihn nicht beschnitte. Er verträgt leichte Kälte. Den Assamtee entdeckten die Forscher viel später bei einer Expedition in den Urwald im Jahre 1823. Er wird bis zu 20 Meter hoch, ist ein stattlicher Baum und bildet ganze Wälder. Seine Blätter sind breiter und derber. Beide Arten brauchen ein tropisches bis subtropisches Klima wie es in ihrer Heimat in den Nebelwäldern von Südwestchina, Assam, Kambodscha und Nordburma herrscht. Die drei Zentimeter großen Blüten des Assamtees haben fünf weiße Blütenblätter und duften angenehm. Sie stehen einzeln oder in kleinen Gruppen in den Blattachsen. Die Blätter sind länglich-oval. Junge Blätter tragen auf ihrer Unterseite flaumige Härchen und erscheinen silbrig. Ältere glänzen dunkelgrün und fühlen sich etwas ledrig an.

Ein Weltprodukt

Die Weltproduktion von Tee liegt bei 2,5 Millionen Tonnen im Jahr. Die wichtigsten Anbauländer sind China, Taiwan, Japan, Indien, Sri Lanka, Kenia, Indonesien, Vietnam, Türkei, Rußland und die GUS-Staaten sowie in kleinerem Umfang Pakistan, Iran, Argentinien, Brasilien und Peru.

Jede Woche eine frische Ernte

Drei bis fünf Jahre nach der Anpflanzung kann erstmals geerntet werden. Den vollen Ertrag erzielt man erst im sechsten oder siebten Jahr. Die Pflückerinnen knipsen mit erstaunlicher Geschwindigkeit die Triebe und die beiden jüngsten Blätter ab. Je nach Anbauort und Sorte kann bis zu einmal wöchentlich geerntet werden. Drei Kilogramm Blätter ergeben ein Kilo grünen Tee. Nach 20 bis 25 Jahren wird der Teestrauch durch eine jüngere Pflanze ersetzt.

Der wertvollste Teil des Teestrauchs ist seine Knospe. Sie ist von zwei flaumigen Blättern eingeschlossen und liefert den feinsten Tee. Die Blattqualität bestimmt später die Handelssorte: »Flowery Orange Pekoe« bezeichnet nur Knospen, »Orange Pekoe« Knospen und oberstes Blatt. Davon später mehr. Auch die Jahreszeiten beeinflussen die Teequalität und den Zeitpunkt der Ernte. Die nordindischen Tees werden von April bis Dezember gepflückt, der beste Ceylon-Tee nur im April und im August.

Vom Blatt zum schwarzen Tee

Die Teeblätter werden in mehreren Schritten verarbeitet.
- ➡ Trocknen: Gleich nach der Ernte werden die Blätter zum Trocknen ausgebreitet.
- ➡ Rollen: Nach dem Welken rollen Maschinen die Blätter zusammen.

Dadurch brechen die Zellwände auf, und Gärungssäfte werden frei.
- ➡ Fermentation: Bei einer echten Fermentation sind Bakterien oder andere Mikroorganismen am Werk. Bei der Fermentation der Teeblätter laufen in einer Gärkammer bei 30 – 40 °C nur Reaktionen mit Sauerstoff und den Zellsäften ab. Wichtige Inhaltsstoffe verändern sich: Die Catechine werden in Gerbstoffe umgewandelt, das Blatt erhält seine kupferfarben-rotbraune bis schwarze Farbe, und das typische Aroma des schwarzen Tees entfaltet sich. Von den rund 500 ätherischen Ölen des schwarzen Tees entstehen die meisten durch die Fermentation.
- ➡ Trocknen: Danach kommen die Blätter in den 85 – 125 °C heißen Trockner. Ein Teil der Duftstoffe geht dadurch gleich wieder verloren.
- ➡ Sieben: Zum Schluß siebt eine Maschine den Tee aus. Je größer die Teeblätter, desto besser ist ihr Geschmack. Kleinere Blätter ergeben einen stärkeren und dunkleren Tee.

Der Klassiker bleibt grün

Grüner Tee wird nicht fermentiert. Die Inhaltsstoffe bleiben in ihrer ursprünglichen Form und Zusammensetzung erhalten. Allerdings entstehen auch keine zusätzlichen Aromastoffe.
- ➡ Trocknen

➡ Erhitzen und Dämpfen. Deaktivierung der Zellsäfte: Die frischen Teeblätter werden für einige Minuten erhitzt. Die Hitze deaktiviert die zersetzenden Zellsäfte und unterbindet eine Fermentation. Das schützt die Gerbstoffe und Vitamine, die letztlich für die gesundheitlichen Wirkungen verantwortlich sind. Auch die grüne Blattfarbe bleibt erhalten. In China erhitzt man die Blätter kurz in großen Pfannen, Japaner verwenden Wasserdampf. Man kann die Blätter auch in rotierenden Zylindern erhitzen oder sogar rösten.

➡ Trocknen, Rollen, Trocknen: Nach dem Dämpfen läßt man die Blätter in der Sonne trocken, rollt sie zusammen und trocknet sie nochmals bei etwa 70 °C. Das Rollen macht den grünen Tee geschmeidig. Außerdem lösen sich später während der Teezubereitung die Inhaltsstoffe leichter und schneller.

Im Handel herrscht Schwarz

Im Handel spielt der schwarze Tee die Hauptrolle: 75 Prozent der jährlichen Teeproduktion und 90 Prozent des internationalen Teehandels entfallen auf schwarzen Tee. Grüner Tee hat seine Liebhaber in China, Japan, Indonesien und in den arabischen Staaten. In Europa erfreut er sich allerdings zunehmend wachsender Beliebtheit.

Verwandte des Tees, Namensvettern und teeähnliche Erzeugnisse

Teebaum

Der australische Teebaum (*Melaleuca alternifolia*) hat nichts mit Tee zu tun. Er hat seinen Namen von James Cook, der erkrankte Seeleute mit einem teeartigen Getränk aus den Blättern des Strauches behandelte. Cook nannte den Strauch fortan Tea Tree. Tatsächlich gehört er zu den Myrtengewächsen. Aus den Blättern gewinnt man das heilende Teebaumöl.

(Roter) Teepilz oder Kombucha

Kombucha ist auch kein Tee, kommt ihm aber näher als der Teebaum. Der Teepilz ist eine Symbiose, eine Lebensgemeinschaft, aus Essigsäurebakterien und Hefepilzen. In vielen Ländern Asiens und Osteuropas versetzt man einen kalten, gezuckerten Schwarztee mit dem Teepilz und läßt ihn zwei bis vier Tage gären. Dann hat man ein trübes, schwach alkoholisches, aber sehr erfrischendes Getränk – Kombucha. Die Volksmedizin sagt Kombucha eine heilende Wirkung bei vielerlei Erkrankungen nach.

Kräutertee

Heilpflanzen waren jahrhundertelang die wichtigsten Mittel zur Behandlung von Krankheiten. Heute verwendet man sie wieder gerne als Alternative oder Ergänzung zu synthetischen Medikamenten. Die einfachste Arzneiform ist der Tee, wobei Kräuterkundler unter Tee einen wäßrigen

Auszug verstehen. Meist überbrüht man die kleingemörserten Blätter, Blüten, Früchte oder sonstigen Pflanzenteile mit heißem Wasser und läßt sie einige Minuten ziehen. In der Umgangssprache versteht man unter Tee meist einen schwarzen (seltener grünen) Tee und grenzt ihn so vom Kräutertee ab.

Koffeinhaltige Pflanzen

Guarana, eine südamerikanische Kletterpflanze, enthält mit bis zu 8 Prozent das meiste Koffein im Pflanzenreich überhaupt. Man gewinnt aus den Samen eine dunkelbraune Paste, die ähnlich wie Kakao schmeckt. Die geschälten und fermentierten Kakaosamen enthalten 0,2 – 0,3 Prozent Koffein. In Afrika kennt man Genuß- und Anregungsmittel aus der Kolanuß. Coca-Cola enthält etwa 10 – 30 Milligramm Koffein in 100 Milliliter Flüssigkeit. Mateblätter liefern den Matetee. Geröstete Kaffeebohnen enthalten bis zu 2,5 Prozent Koffein. In einer Tasse Kaffe sind das 80 – 100 Milligramm.

Matetee

Matetee ist das landestypische Getränk in Süd- und Mittelamerika. Er wird aus Blättern, Blattstielen und jungen Trieben einiger Stechpalmenarten gewonnen, und er enthält zwischen 0,5 – 2 Prozent Koffein sowie geringe Mengen Theobromin und Theophyllin. Damit hat er eine ähnlich anregende Wirkung wie Tee. Matetee schmeckt rauchig.

Teekunde: Der Kenner genießt und schwelgt

Als Teeneuling, und besonders dann, wenn Sie erstmals grünen Tee genießen möchten, sollten Sie zweierlei Dinge bedenken:

➜ Grüner Tee ist gewöhnungsbedürftig. Nehmen Sie sich Zeit, den Tee mit allen Sinnen zu entdecken.

➜ Teekochen ist keine Kunst. Dennoch kann man vieles falsch machen, und dann schmeckt grüner Tee schnell bitter. Achten Sie gerade am Anfang auf die richtige Zubereitung, und verwenden Sie geeignetes Zubehör.

Lassen Sie sich nicht entmutigen, wenn Ihre ersten »Teeversuche« nicht überzeugen. Vielleicht haben Sie die falsche Sorte erwischt. Probieren Sie, experimentieren Sie. Lassen Sie sich beraten. Jede Freundschaft braucht Zeit zum Wachsen, auch die zwischen Ihnen und dem grünen Tee.

So finden Sie Ihren Tee

Es gibt über 150 Sorten von grünem Tee. Spezialgeschäfte bieten den besten Überblick und außerdem fachkundige Beratung. Mittlerweile findet man in jeder größeren Stadt ein Teegeschäft mit einer guten Auswahl an grünen Tees. Hier erhalten Sie am ehesten frische Ware.

Kaufen Sie Qualität

Die Qualität eines Tees hängt von mehreren Faktoren ab. Da ist zunächst die Herkunft. Japanischer Tee wächst unter anderen geologischen und klimatischen Bedingungen als Tee in China oder Taiwan. Auch Anbauhöhe und Regenmenge beeinflussen Aroma und Güte des Tees erheblich. Die Pflückmethode hat dagegen an Bedeutung verloren. Maschinen übernehmen den größten Teil der Ernte. Nur noch wenige teure Teesorten und die erste Frühjahrsernte, der sogenannte first flush, werden von Pflückerinnen geerntet.

Empfehlungen für den Einkauf:

➜ Lassen Sie sich beraten. Die Vielfalt ist groß, und der Fachhändler hilft Ihnen, Ihre Sorte zu finden.

➜ Kaufen Sie nur kleine Mengen. So erhalten Sie immer relativ frische Ware und können viele Sorten ausprobieren.

➜ Seien Sie mißtrauisch bei allzu billigen Tees. Qualität hat ihren Preis.

Um die Qualitäten besser beurteilen zu können, benutzt man eine Reihe von Kürzeln und Bezeichnungen. Beim grünen Tee sind sie zwar nicht so gebräuchlich wie beim schwarzen, aber Sie werden in jedem Teegeschäft darauf stoßen.

MERKMALE VON TEEQUALITÄT

First Flush	*Ernte nach dem ersten Austreiben des Teestrauchs im Frühjahr, häufig noch handgepflückt, besonders hochwertige Qualität, die Blätter enthalten reichlich Wirkstoffe.*
Second Flush	*Ernte nach dem zweiten Austreiben im Anschluß an die kleine Regenzeit.*
Blatt-Tee	*Handgepflückte ganze Blätter. Der Tee wird im Spezialgeschäft lose verkauft; durch die maschinelle Pflückung verliert er zunehmend an Bedeutung.*
Broken Tea	*Die Blätter werden beim Rollen zerkleinert, so ist der Tee ergiebiger und zieht schneller, je stärker das Blatt gebrochen ist; Tee aus der Dose ist meist ein Broken Tea.*
Fannings	*Der Tee besteht aus kleinsten Blatteilen und ist sehr ergiebig. Die meisten Teebeutel und viele kräftige Teemischungen enthalten Fannings.*
Dust	*Hier handelt es sich um feinen Teestaub, der in den Teebeutel gestopft wird.*
Flowery	*Der Tee enthält nur junge Blattknospen.*
Tippy	*Der Tee besteht aus jungen Blattspitzen (engl. tip).*
Orange	*Das O kennzeichnet einen Tee von höchster Qualität. Der Name Orange geht zurück auf das holländische Königshaus Oranien (Oranje), unter dessen Namen Anfang des 18. Jahrhunderts ein indonesischer Tee verkauft wurde. Die Engländer machten aus dem »Oranje Pekoe« kurzerhand ein »Orange«.*
Pekoe	*Der Tee enthält Blattspitzen und junge Triebe.*
Souchong	*Bezeichnet die gröbste Blattsortierung.*
Blended Tea oder Blend	*Bezeichnet eine (meist kräftige) Teemischung.*
Scented Tea	*Kennzeichnet einen aromatisierten Tee.*

Blatt oder Beutel?

Der Teebeutel ist zwar nicht quadratisch, aber praktisch und gut – und umstritten. Für Beutel spricht einiges: Sie werden aus feinstem Filterpapier hergestellt und beeinträchtigen den Teegeschmack in keiner Weise. Auch die Qualität ist nicht automatisch schlechter als die des losen Tees. Die Hersteller füllen in die Beutel meist kräftige Sorten, die schnell färben und ihren Geschmack abgeben. Die Qualität hängt von den gleichen Faktoren ab wie beim Broken-Tea, außer von der Blattgröße. Fannings oder Dust sind genauso gut oder weniger gut wie die großen Blätter aus der gleichen Pflückung. Allerdings bieten sie dem heißen Wasser mehr Angriffsfläche, der Tee ist dadurch rasch fertig. Der größte Vorteil der Teebeutel ist, daß Sie damit überall und in kurzer Zeit ein feines Getränk zubereiten können.

Bei vielen Teeliebhabern ist der Beutel dennoch verpönt, denn das feine Aroma eines grünen Tees entfaltet sich nur bei perfekter Zubereitung völlig. Das ist nicht nebenbei zu machen, sondern erfordert die ganze Konzentration des Teetrinkers. Sorte, Geschmack und Qualität sind wichtig für einen guten Tee, ebenso Dosierung, Dauer des Ziehens und Wassertemperatur. Aus diesem Grund gibt es Spitzentees nur lose zu kaufen. Die aufmerksame Zubereitung macht den Unterschied zwischen bloßem Teetrinken und sinnlichem Ritual und gehört zum wahren Genuß.

Die verschiedenen Teesorten

In Japan werden die meisten grünen Teesorten erzeugt – der größte Teil der Jahresproduktion von rund 90 000 Tonnen. In der Volksrepublik China und in Taiwan macht grüner Tee 80 Prozent der Produktion aus. Seit einigen Jahren bieten auch Indien und Indonesien grüne Tees an.

⮞ Japanische Teesorten

Sencha

Name: »Gedämpfter Tee«

Geschmack: Sencha duftet nach frischem Gras, frisch und leicht. Er hat einen herbbitteren Geschmack und ist in Spuren süß.

Eigenschaften: Die Blätter werden nach dem Pflücken gedämpft, mehrfach gerollt, getrocknet und gepreßt.

Bemerkung: Sencha ist die in Japan meistgetrunkene Sorte. Es gibt ihn in vielen Qualitäten, von einfach bis edel und hochwertig.

Zubereitung: Einfacher Sencha: 11 g Tee, 1 Liter Wasser (90 °C), 1 Minute ziehen lassen. Edler Sencha: 12 g Tee, 1 Liter Wasser (70 °C), 3 Minuten ziehen lassen.

Bancha

Name: Großblatt-Tee

Geschmack: Er hat einen leichten, typischen Geschmack nach grünem Tee, herb mit süßlichem Nachklang. Sein Aroma ist frisch und belebend.

Eigenschaften: Der Tee besteht aus großen, leicht gerollten Blättern. Er enthält nur wenig Koffein, dafür reichlich Calcium und

Eisen. Hervorragend als Tee für die ganze Familie geeignet.

Bemerkung: Bancha ist der klassische Alltagstee in Japan, vergleichbar mit unserem Tischwein. Gerösteter Banchatee heißt Hoji-cha, er ist würziger als Bancha und ähnelt einem zarten Schwarztee

Zubereitung: 11 g Tee, 1 Liter Wasser (80 °C), 1 Minute ziehen lassen.

Gyokuro

Name: »Edler Tautropfen«, »Kostbarer Tau«.

Geschmack: Ein Tee der Spitzenklasse. Er schmeckt vollfruchtig, hat ein kräftiges Aroma und ist kaum bitter.

Eigenschaften: Der Tee enthält reichlich Koffein und wenig Gerbstoffe. Der zarte gelb-grüne Aufguß wirkt stark anregend.

Bemerkung: Seine Herstellung ist aufwendig: Die letzten Wochen vor der Ernte wird der Teestrauch abgedeckt, so daß der Tee im Schatten wächst. Die Blätter bilden dadurch mehr Chlorophyll und verfärben sich dunkelgrün.

Zubereitung: 11 g Tee, 1 Liter Wasser (60 °C), 2 Minuten ziehen lassen.

Matcha

Geschmack: Der Tee schmeckt sehr erfrischend und herb bis feinherb.

Eigenschaften: Matcha ist ein leuchtend grüner Pulvertee der Spitzenklasse. Er enthält viel Koffein, reichlich Karotin, Vitamin A und Vitamin D.

Bemerkung: Der klassische Tee für die japanische Teezeremonie. Für den Matcha werden hochwertige Tees zu Pulver gemahlen.

Zubereitung: Man gießt 3 – 5 g Pulver in einer Teeschale (300 – 400 ml) mit 60 °C heißem Wasser auf und schlägt ihn mit einem Bambusbesen, bis er schäumt.

Weißer Tee

Name: Verschiedene Sorten

Geschmack: Der Geschmack ist immer sehr zart und edel, er hat ein feines Aroma.

Eigenschaften: Weißer Tee setzt sich zusammen aus den silbrig-weißen Blättern und der Blattspitze. Er enthält nur wenig Gerbstoffe.

Bemerkung: Der Tee ist eine Spezialität für Kenner.

➡ Chinesische Teesorten

Chun Mee

Name: Der Name leitet sich von Zhen mei ab, was »schöne Augenbrauen« heißt.

Geschmack: Chun Mee hat das für den Grüntee typisch herbe Aroma. Er schmeckt kräftig und doch leicht und frisch.

Eigenschaften: Die hell- bis dunkelgrünen Blätter sind stark gerollt, teils kugelig.

Bemerkung: Der sehr beliebte Tee ist zugleich der meistexportierte. Jede Provinz stellt ihn auf ihre eigene Art her. Er ist preisgünstig und läßt sich gut mischen.

Zubereitung: 12 g Tee, 1 Liter Wasser (90 °C), 1 Minute ziehen lassen.

Gunpowder

Name: Der Tee knistert, wenn er mit

heißem Wasser zusammenkommt, daher der Name »Schießpulver«.

Geschmack: Gunpowder schmeckt kräftig, klar, herb und frisch. Edlere Sorten haben ein feineres Aroma. Der erste Aufguß wird bitter, der zweite und dritte sind leichter.

Eigenschaften: Die Teeblätter werden zu Kügelchen gerollt und erinnern an Schrotkörner.

Bemerkung: Gunpowder ist der meistgetrunkene Grüntee. In Nordafrika trinkt man ihn mit Zucker und Minzblatt.

Zubereitung: 11 – 12 g Tee, 1 Liter Wasser (90 °C), 1 Minute ziehen lassen bei einfachem Gunpowder, bei feineren Qualitäten (75 °C), 2 Minuten ziehen lassen.

Lung Ching

Name: Drachenbrunnen, Drachenquelle.

Geschmack: Der erlesene Tee hat ein vielseitiges Aroma, mild und leicht, blumigerdig und ist nicht bitter.

Eigenschaften: Die Blätter sind jadegrün und kurz. Der Tee schmeckt auch kalt. Lung Ching-Tee aus *Formosa* (Taiwan) hat dunklere Blätter, schmeckt würziger.

Bemerkung: Lung Ching war im 18. Jahrhundert der Tee des Kaisers. Noch heute ist er ein sehr beliebter Tee, als Heiß- oder Kaltgetränk genießbar.

Zubereitung: 13 g Tee, 1 Liter Wasser (70 °C), 2 Minuten ziehen lassen. Der Tee kann auch etwas länger ziehen, ohne daß er bitter wird.

WEITERE TEESORTEN

Name	Geschmack	Anmerkung
Oolong	kräftig	halbfermentierter Tee
Kukicha	blumig, leicht	weniger Gerbstoffe und Koffein
Kokaicha	weich	pulverisiert und mit Reis
Yu Hua Cha	fein, diffizil	magenfreundlich
Lu Shan Wu	frisch	leicht bekömmlich,
Pi Lo Chung	frisch, zart	wenig Koffein
Assam	erfrischend, würzig	erinnert an schwarzen Tee
Darjeeling	blumig	erinnert an schwarzen Tee

Teemischungen können bis zu zwanzig verschiedene Sorten enthalten. Die Mischung garantiert gleichbleibende Qualität, denn jahreszeitliche Schwankungen lassen sich gut ausgleichen. Viele Mischungen verzeihen Fehler bei der Zubereitung und stellen geringere Anforderungen an Wasserqualität und Ziehzeit. Durch die Kombination erwünschter Duftnoten läßt sich zudem ein besonderes Aroma erzielen.

TIP

Wenn Sie erstmals grünen Tee versuchen, empfehlen sich Lung Ching, Pi Lo Chung, Sencha oder Kukicha, auch Jasmintee. Liebhaber von schwarzem Tee nähern sich dem grünen Vetter am besten über den Oolongtee, später können sie es mit Gunpowder, Lung Ching und Sancha versuchen.

Zuhause müssen Sie den Tee richtig lagern, das heißt dunkel, trocken, luftdicht und kühl. Achten Sie darauf, daß kein Fremdgeruch an den Tee kommt, denn er nimmt ihn an. Kaufen Sie sich Teedosen aus Glas, Porzellan oder lackiertem Holz – am besten für jede Sorte eine Dose. Bei Blechdosen müssen Sie den Tee nochmals in Pergamentpapier verpacken. Achten Sie darauf, daß keine Feuchtigkeit in den Behälter dringt, etwa durch einen feuchten Löffel, Restfeuchte nach dem Auswaschen oder auch nur durch Ihren Atem. Verschließen Sie die Dose gleich nach Gebrauch wieder fest.

So bereiten Sie Tee richtig zu

Sie brauchen Wasser, Tee, eine Teekanne, besser noch zwei, verschiedenes Zubehör sowie weitere Zutaten Ihrer Wahl.

Das Wasser

Frisches, reines Quellwasser liefert den besten Tee, ungeeignetes Wasser verdirbt ihn. Alle Qualitäten dazwischen führen zu geschmacklichen Kompromissen, denn Wasser ist wesentlich für das Gelingen des Tees.

Generell gilt:

➡ Je feiner der Tee ist, desto neutraler muß das Wasser sein.

➡ Hartes Wasser verändert den Geschmack.

TIP

Fragen Sie bei Ihrem Wasserwerk nach der Härte Ihres Leitungswassers, und wählen Sie gegebenenfalls die Teesorte nach dem Wasser.

Ungeeignet zum Teekochen ist zu hartes, kalkhaltiges, gechlortes, fluoridiertes, abgestandenes, nicht gekochtes und zu lange gekochtes Wasser. All das verfälscht den Geschmack und beeinträchtigt die Qualität Ihres Tees.

Teekanne und Tassen

Benutzen Sie ein schönes Teeservice aus Porzellan, Ton, Steingut oder Glas. Kannen

WAS TUN BEI WELCHEM TRINKWASSER?

Problem	Abhilfe
Hartes Wasser, Härte > 14	*Kräftiger Tee oder Teemischung, notfalls auf stilles Wasser ausweichen.*
Mittelhartes Wasser, Härte 7 – 14	*Lassen Sie das Wasser zweimal kurz aufkochen, aber keinesfalls lange kochen.*
Weiches Wasser, Härte < 7	*Kein Problem, Teeblätter mögen weiches Wasser.*
Kalkhaltiges Wasser	*Kalk verbindet sich mit den Gerbsäuren, und es bilden sich Flocken. Lassen Sie das Wasser zwei bis drei Minuten kochen, nicht länger, der Kalk setzt sich ab.*
Chlorhaltiges Wasser	*Lassen Sie das Wasser kurz ohne Deckel kochen, meist entweicht dann das Chlor; notfalls auf stilles Wasser ausweichen.*
Abgestandenes Wasser, etwa aus dem Boiler	*Immer frisches Leitungswasser nehmen, niemals im Boiler erhitzen.*

aus Kupfer, Messing oder anderen Metallen sind ungeeignet, denn die Gerbstoffe greifen das Metall an. Gußeiserne Kannen sollten innen emailliert sein. Das Service soll Ihr Auge erfreuen und so zur Entspannung beitragen. Benutzen Sie die Kanne ausschließlich nur für Tee. Wärmen Sie sie vor dem Aufgießen des Tees mit heißem Wasser vor. Nach dem Tee spülen Sie die Kanne lediglich mit heißem Wasser aus. Mit der Zeit setzt sich ein Teebelag ab, also die Patina, die sich vorteilhaft auf das Aroma auswirkt.

Nützliche und weniger nützliche Utensilien
Beim Aufgießen verdoppeln die Teeblätter ihr Volumen; sie brauchen, wenn sie nicht gequetscht werden sollen, viel Platz. Am besten sollten sie frei schwimmen. Ideal sind zwei Kannen. Nach dem Ziehen in der Aufgußkanne wird der Tee abgeseiht und in die Servierkanne umgefüllt.

➜ Teesiebe
Es gibt Teekannen mit großen Sieben und Teetassen mit einem Siebeinsatz. Beide liefern einen feinen Tee und sind praktisch zu handhaben.

HINWEISE

➔ *Achten Sie auf die richtige Dosierung: Zu dünner Tee schmeckt fade, zu hoch dosiert ist er ungenießbar. Ein gestrichener Teelöffel hat genau die idealen 2 Gramm für eine Tasse. Ein gehäufter Teelöffel bringt schon 5 Gramm auf die Waage.*

➔ *Mit der Ziehdauer bestimmen Sie die Wirkung des Tees:*
In den ersten 2 bis 3 Minuten (abhängig von der Sorte) geben die Teeblätter das Coffein ab; der Tee wirkt anregend. Erst danach, zwischen 3 bis 5 Minuten, werden die Gerbstoffe frei. Je länger Sie den Tee ziehen lassen, um so mehr der hochwertigen Wirkstoffe werden frei. Nach mehr als 6 bis 8 Minuten wird der Tee bitter.

➔ *Nur ganz frisches, kurz aufgekochtes Wasser bringt das Aroma zur Geltung.*

➔ *Die Wassertemperatur wird oft vernachlässigt. Zu heißes Wasser macht den Tee bitter. Je nach Teesorte sollte das Wasser auf 60 bis 90 °C abkühlen. Das dauert etwa 5 Minuten. Niemals sollten Sie grünen Tee mit kochendem Wasser aufgießen.*

➔ *Grünen Tee dürfen, können und sollten Sie mehrmals aufgießen. Wenn Sie das Koffein nicht vertragen, schütten Sie den ersten Aufguß weg und trinken den zweiten oder dritten. Beim ersten Aufguß hat sich das Koffein schon nach 3 Minuten weitgehend herausgelöst, die weiteren Aufgüsse lassen Sie 5 Minuten ziehen.*

➔ Baumwollnetz und Bambussieb
Sie lassen dem Tee noch genug Platz zum Schwimmen. Allerdings nimmt Baumwolle das Teearoma an und kann dann den Geschmack anderer Teesorten verfälschen. Am besten nehmen Sie für jede Sorte ein eigenes Netz. Bambus verändert den Geschmack des Tees.

➔ Teezange
Achten Sie darauf, daß die Teeblätter genügend Platz haben, sich zu entfalten.

➔ Tee-Ei
Das Ei sollten Sie endgültig verschwinden lassen. Der Tee quillt im Wasser auf und verstopft die Löcher, das Aroma und die Wirkstoffe können sich nicht entfalten.

➔ Tea-Timer
Der kleine Teewecker piepst rechtzeitig, wenn der Tee genug gezogen ist.

➔ Stövchen
Das Stövchen hält den Tee warm. Allzulange sollten Sie es allerdings nicht benutzen, denn der Tee verliert beim Stehen Geschmack und Inhaltsstoffe. Gerbstoffe, die sich auflösen, machen den Tee mit der Zeit bitter.

Jetzt geht's los

Spülen Sie die Kanne mit heißem Wasser aus. Geben Sie pro Tasse einen gestrichenen Teelöffel Tee beziehungsweise je einen Teebeutel hinein und einen Löffel zusätzlich für die Kanne. Das frisch abgekochte Wasser lassen Sie einige Minuten stehen, es muß etwas abkühlen. Gießen Sie dann das Wasser über die Teeblätter, und lassen Sie den Tee ziehen. In der Zwischenzeit können

Sie die Tassen anwärmen und servieren. Die Teeblätter in der Kanne gießen Sie ein zweites Mal auf. Sie können auch noch einen dritten Aufguß machen.

Zutaten – Teeliebhaber mögen's rein

In früheren Zeiten tranken die Chinesen Tee mit süßer Milch und Salz. Engländer nehmen ihren schwarzen Tee mit Milch und Zucker, Ostfriesen lieben ihn mit Kandis und Sahne. Ein richtig dosierter und zubereiteter Tee ist geschmacklich rund. Deshalb trinken viele Teeliebhaber ihn pur, und sie genießen das unverfälschte Aroma. Dennoch gibt es Situationen, in denen Tee mit einer Zutat den Anforderungen und Bedürfnissen besser gerecht wird. Bei einer Erkältung geben Sie Zitronen- oder Grapefruitsaft dazu. Im Sommer sehnen Sie sich vielleicht nach Eistee. An langen, kalten Winterabenden wärmt Tee mit Rum ordentlich durch. Und warum sollten Sie nicht den Tee mit einer Zimtstange umrühren, oder einige Nelken in die Kanne geben? Im letzten Kapitel finden Sie viele Anregungen, wie Sie grünen Tee anrichten können.

WIE ZUSÄTZE WIRKEN

Zusatz	Wirkung
Zucker	Verzögert etwas die Aufnahme der Wirkstoffe.
Zitrone, Grapefruit	Der Tee wird mit Vitamin C angereichert, gut bei Erkältungskrankheiten und zur Stärkung der Immunabwehr.
Milch, Sahne	Die Wirkungen des Tees laufen etwas schwächer ab, halten aber länger an.
Alkoholika	Zur raschen Erwärmung und Belebung geeignet.

Inhaltsstoffe des grünen Tees

Geschmack und Wirkung des grünen Tees hängen von seinen Inhaltsstoffen ab. Die wichtigsten Bestandteile sind Koffein und Gerbstoffe. In kleineren Mengen kommen ätherische Öle, Mineralstoffe, Vitamine und einiges mehr dazu. Alle Substanzen zusammen ergeben den charakteristischen Geschmack. Er variiert von Sorte zu Sorte je nach Herkunft und Pflückung, Blattalter und Zubereitung des Tees.

Koffein und seine Verwandten

Koffein verhalf dem Tee zu seinem Siegeszug rund um die Welt. Auf nahezu allen Kontinenten fanden die Menschen koffeinhaltige Pflanzen und verarbeiteten sie zu anregenden Getränken, Genuß- und Heilmitteln. Auch bei uns sind die koffeinhaltigen Getränke Kaffee, Tee, Kakao und Cola sehr beliebt. Obwohl Koffein immer wieder als gesundheitsschädlich verschrieen ist, liegt auch eine gewisse Heilwirkung nahe.

Früher bezeichnete man das Koffein des Tees als Thein. Davon ist man inzwischen abgekommen. Koffein bleibt Koffein. Weltweit nehmen Menschen 120 000 Tonnen Koffein im Jahr zu sich – etwas mehr als die Hälfte im Kaffee und 52 000 Tonnen im Tee. Was ist Koffein eigentlich? Weshalb mögen wir es so sehr?

Chemie und Biochemie des Koffeins

Chemisch ist es ein Verwandter der Harnsäure. In der Pflanze liegt Koffein zum größten Teil in Gerbstoffen gebunden vor. Erst durch die Fermentation beim schwarzen Tee oder durch den Röstprozeß beim Kaffee wird Koffein frei und entfaltet seine Wirkung. Schwarzer Tee enthält weniger Koffein als grüner.

Ob das Koffein des Tees tatsächlich erst im Darm frei und langsamer aufgenommen wird, ist umstritten. Der Koffeinspiegel im Blut steigt jedenfalls nach einer Tasse Tee genauso rasch an wie nach einer Tasse Kaffee oder einer Dose Coca Cola. Dennoch wirkt Tee langsamer als Kaffee. Das liegt am geringeren Gehalt an Koffein und am Theanin, das dem Koffein entgegenwirkt.

Medizinische Wirkungen des Koffeins

→ Am wichtigsten ist zweifellos die anregende Wirkung auf das zentrale Nervensystem. Müdigkeit verschwindet, die Aufmerksamkeit wächst, sensorische Reize werden besser wahrgenommen, die Konzentration verbessert sich, Reaktion und Lernvermögen steigen.

➡ Weil Koffein munter macht, setzen die Pharmahersteller dem Stoff Arzneien zu, deren Nebenwirkung Schläfrigkeit ist. Schon nach 15 Minuten macht Koffein fit. Die Wirkung hält fünf bis sechs Stunden lang an.

➡ Koffein erhöht kurzfristig die Herzleistung. Ob der Puls steigt oder langsamer wird, hängt von der individuellen Verträglichkeit ab.

➡ Koffein erweitert die Blutgefäße und verbessert die Sauerstoffversorgung vieler Organe. Gesichtshaut, Herz, Lunge und Nieren werden besser durchströmt.

➡ Wie Koffein im Einzelfall den Blutdruck beeinflußt, hängt von vielen Faktoren ab. Es gilt die Faustregel: Tee-Koffein nützt einem Patienten mit niedrigem Blutdruck und schadet nicht bei Bluthochdruck.

➡ Koffein treibt den Harn. Die Filtrationsrate der Nieren steigt. Das trägt wesentlich zur Entgiftung des Körpers bei.

➡ Koffein hebt die Stimmung und wirkt leichten Depressionen entgegen.

➡ Koffein verstärkt die Wirkung von Schmerzmitteln. Viele Kombinationspräparate gegen Schmerzen enthalten unter anderem Koffein.

Wieviel ist drin?

Die Koffeinmenge im Teeblatt schwankt zwischen einem und vier Prozent, abhängig von Herkunft, Sorte, Erntezeit und Alter des Blatts. Durch die Zubereitung läßt sich der Koffeingehalt des trinkfertigen Tees beeinflussen.

Wieviel enthält eine Tasse?

Eine Tasse Tee (150 ml, 0,5 g Tee) enthält etwa 20 bis 50 mg Koffein, das ist etwa die Hälfte einer Tasse Kaffe.

Nebenwirkungen: Wann ist es zuviel?

So sehr wir manchmal die anregende Wirkung des Koffeins nutzen, es gibt auch ein Zuviel. Empfindliche Menschen werden schon nach zwei Tassen Kaffee unruhig, nervös und können nur schlecht schlafen. Sie werden auch nur wenige Tassen Tee vertragen. Ab sechs Tassen Kaffee – beim Tee sind es je nach Sorte entsprechend mehr – reicht das Koffein aus, um Muskelzittern, Herzklopfen und Pulsrasen auszulösen. Unter Umständen kann eine solche Menge während der Schwangerschaft zu einer Fehlgeburt führen. Die Nebenwirkungen treten nur selten auf und sind individuell unterschiedlich ausgeprägt. 10 Gramm Koffein wirken tödlich.

KOFFEINGEHALT DER GETRÄNKE

Eine Tasse enthält:

Tee	20 – 50 mg
Kaffee	60 – 150 mg
Kakao	10 mg
Cola	10 – 30 mg
Matetee	20 – 30 mg

Nahe Verwandte: Theophyllin und Theobromin

Neben dem Koffein enthält der Tee geringe Mengen Theophyllin und Theobromin. Alle drei Stoffe können ineinander umgewandelt werden. Der menschliche Körper resorbiert und verteilt die Substanzen relativ schnell. Ihre Wirkung tritt bald ein. Im Körper lassen sich diese Wirkstoffe nicht aufhalten. Sie gelangen über die Blut-Hirn-Schranke, die Grenze für den Stoffaustausch zwischen Blutgefäßen und dem Nervengewebe, die als Barriere für Stoffwechselprodukte, Gifte und Arzneimittel wirkt, ins Gehirn, durch die Plazenta zum Fötus und über die Muttermilch in den Säugling.

GEHALT IN % DER TROCKENMASSE	
Koffein	2,5 – 4,5 %
Theophyllin	0,02 – 0,04 %
Theobromin	nur geringe Mengen, keine Angaben

Medizinische Wirkungen des Theophyllins und Theobromins

➡ Beide wirken besonders auf das Herz, sie verbessern die Durchblutung der Herzkranzgefäße.

➡ Sie treiben den Harn stärker als Koffein und tragen zur Entgiftung bei.

➡ Theophyllin weitet die Bronchien und entspannt die Lungengefäße. Das erleichtert das Befinden besonders bei Asthma.

Gerbstoffe

Gerbstoffe und ätherische Öle machen den Geschmack des grünen Tees aus. Sie stellen bis zu einem Viertel der Trockenmasse.

Unter dem Begriff Gerbstoffe faßt man komplizierte chemische Verbindungen zusammen, die die Haut dazu bringen, sich zusammenzuziehen. Im Pflanzenreich sind Gerbstoffe weit verbreitet und kommen in den verschiedenen Pflanzenteilen vor, etwa in den Blättern des Tees, im Kaffeesamen oder in Früchten und Hölzern. Sie schützen die Pflanze vor Fäulnis, Viren- und Bakterienangriffen, Pilzbefall und vor dem Gefressenwerden durch Schädlinge und Tiere. Gerbstoffe sind sozusagen eine Mehrzweckwaffe der Pflanze gegen ihre Feinde.

Viele Gerbstoffe sind zugleich Bitterstoffe. Je mehr Gerbstoffe die Blätter enthalten, desto bitterer schmeckt der Tee. Blumigfruchtige Teesorten enthalten wenige Gerbstoffe. Bei der Zubereitung gehen die Gerbstoffe nahezu vollständig in das Wasser über, wenn man den Tee lange genug ziehen läßt. Sie tragen den Hauptteil der gesundheitsfördernden Eigenschaften des grünen Tees. Zusammen mit den ätherischen Ölen und dem Theanin bestimmen sie den Geschmack.

Catechin-Gerbstoffe

Der größte Teil, nämlich 80 Prozent der Gerbstoffe, sind die Catechine und ihre Verwandten. Wie beim Koffein variiert der Catechingehalt der einzelnen Blätter erheblich. Ein Zungenbrecher mit großer Wirkung ist das Catechin Epigallocatechingalla (EGCG). Mediziner, Pharmazeuten und Krebsforscher untersuchen die äußerst vielversprechende Substanz und ihre Einsatzmöglichkeiten intensiv. Sie kann womöglich sogar Entstehung, Wachstum und Ausbreitung von Krebstumoren verhindern.

CATECHINGEHALT DER BLÄTTER

Spitzenknospe	26,5 %
erstes Blatt	25,9 %
zweites Blatt	20,7 %
drittes Blatt	17,1 %
oberer Stengel	11,1 %
unterer Stengel	5,0 %

Medizinische Wirkungen der Catechin-Gerbstoffe

→ Gerbstoffe beruhigen und stabilisieren Magen und Darmkanal, mildern die Reize und hemmen Entzündungen. Sie verbinden sich mit Eiweißen auf den Schleimhäuten oder nässenden Hautschichten und schützen sie. Das hält Mikroorganismen und äußere Reize ab. Wunden verheilen schnell, entzündetes Gewebe beruhigt sich.

→ Der gleiche Mechanismus bewirkt, daß weniger Magensäuren ausgeschüttet werden.

→ Gerbstoffe schützen vor Infektionen. Einige Teecatechine hindern etwa Grippeviren daran, in die Zelle einzudringen. EGCG hemmt den Stoffwechsel einer kariesauslösenden Bakterienart.

→ Catechine reinigen und stabilisieren die Blutgefäße. Sie dichten Kapillaren ab und verhindern auch hier Entzündungen. Damit halten sie das Blut flüssig und vermeiden Stauungen und Blockaden, was vor Herzinfarkt und Schlaganfall schützt. EGCG hemmt wie Aspirin die Blutgerinnung.

→ Catechine bewirken eine Vitamin-C-Speicherung und blockieren überschüssige Verdauungssekrete. Indem etwa das EGCG die Aktivität des stärkespaltenden Enzyms Amylase dämpft, senkt es den Blutzuckerwert.

→ Außerdem senken Catechine den Blutdruck und verringern den Cholesterinspiegel im Blut.

→ Catechine sind erfolgreiche Radikalfänger. Im Tierversuch erwiesen sie sich wirksam gegen Oxidationsschäden an der Hornhaut, der Ursache für den weitverbreiteten grauen Star.

Nebenwirkungen

Die gleichen Eigenschaften, die den Magen und entzündete Gewebe beruhigen, können auch nachteilig wirken. Bei unsachgemäßer Zubereitung des Tees oder übertriebenem Teegenuß ist eine Mangelernährung nicht auszuschließen. Es stehen zu wenig Verdauungssekrete zur Verfügung. Mineralstoffe wie Calcium, Magnesium und Eisen bilden mit den Gerbstoffen einen Komplex, den der Körper nicht mehr aufnehmen kann. Vorsicht ist auch bei bereits bestehenden Lebererkrankungen geboten. Zu viele Gerbstoffe können die Leber zusätzlich schädigen.

Ätherische Öle

Schwarzer Tee enthält bis zu 500 verschiedene ätherische Öle, der grüne weniger. Es sind leicht flüchtige, duftende Inhaltsstoffe, die erheblich den Geschmack, Geruch und das Aroma des Tees bestimmen. Jede Sorte hat ihre spezielle Zusammensetzung. Viele Aromastoffe entstehen erst während der Fermentation.

Ätherische Öle dienen der Pflanze zur Abwehr von Mikroorganismen, schützen vor Freßfeinden und locken mit ihrem Duft Insekten zur Bestäubung an. Sie wirken desinfizierend und töten Bakterien. Im grünen Tee machen ätherische Öle 0,03 bis 0,1 Prozent der Trockenmasse aus. Etwa 20 Prozent davon entfallen auf Linalool.

Aminosäuren – Theanin

Stickstoffhaltige Verbindungen bilden mit bis zu 30 Prozent Gewichtsanteil nach den Gerbstoffen den größten Teil der Blatt-Trockenmasse. Stickstoff kommt in allen Eiweißen (etwa 15 Prozent) und seinen Bausteinen, den Aminosäuren (4 – 8 Prozent), vor. Aminosäuren liegen auch frei vor; aus ihnen entstehen während der Verarbeitung der Teeblätter Aromastoffe.

Die Aminosäure Theanin ist für Tee charakteristisch und bestimmt den Geschmack mit. Ihre Wirkung trägt erheblich zu der guten Verträglichkeit des Tee-Koffeins bei.

Mineralstoffe und Spurenelemente

Tee enthält wertvolle Mineralstoffe und Spurenelemente. Beide sind unverzichtbar für die reibungslosen biochemischen Abläufe in unserem Körper. In der Trockenmasse stellen sie insgesamt 4 bis 6 Prozent des Gewichts. Die Hälfte davon entfällt auf Kalium, der Rest auf Fluor, Calcium, Eisen, Natrium, Zink, Mangan und Aluminium.

Fluor
Die Blätter des Teestrauchs reichern Fluor in Form von Fluoriden in relativ hohen Konzentrationen an. Die Angaben über den Fluorgehalt sind unterschiedlich. Ein Gramm Tee enthält zwischen 0,13 und 0,18 Milligramm, nach anderen Angaben bis zu 0,26 Milligramm Fluor. Je älter die Blätter sind, um so mehr Fluor konnten sie speichern. Grüner Tee gilt als Lebensmittel mit einem der höchsten Fluorgehalte. Das Mineral wird außerordentlich gut vom Körper aufgenommen. Der Orga-

EINE TASSE GRÜNER TEE (3 GRAMM TEE, 1/4 LITER) ENTHÄLT			
Mineral	Menge (mg)	Tagesbedarf	Wirkung
Fluor	0,121 – 0,258	1 mg	Festigt Zähne und Knochen.
Mangan	reichlich		Stärkt Knorpel, Knochen und Bindegewebe.
Calcium	8,1 – 22,2	800 mg	Für Knochen und Zähne.
Kalium	28,8 – 84	3 – 4 g	Beeinflußt Nerven- und Zellstoffwechsel, Wachstum und Sauerstoffversorgung des Gehirns.
Eisen	0,312 – 1,14	12 – 18 mg	Bestandteil der roten Blutkörperchen.
Zink	reichlich	15 mg	Festigt das Bindegewebe, regt den Stoffwechsel an, stärkt das Immunsystem.
Natrium	0,09 – 0,33	2 – 3 g	Wirkt auf den Flüssigkeits- und Säure-Basen-Haushalt.
Aluminium	geringe Mengen		

nismus verwertet bis zu 80 Prozent des Teefluorids.

Fluor härtet den Zahnschmelz und festigt die Knochen. Die meisten Mitteleuropäer leiden unter Fluormangel. Manche Gesundheitspolitiker würden dem Trinkwasser gerne Fluor zur Kariesvorbeugung zusetzen. Kinderärzte empfehlen, Babys und Kleinkindern regelmäßig Fluortabletten zu geben, damit sie das wertvolle Mineral in ihre Zähne einbauen können.

Fluor hemmt außerdem das Wachstum von plaquebildenden Bakterien.

Medizinische Wirkungen des Fluors:
➔ Fluor härtet den Zahnschmelz und festigt die Knochen.
➔ Fluor beugt Karies, Osteoporose und Arteriosklerose vor.

Mangan
Grüner Tee enthält reichlich Mangan. Ein eifriger Teetrinker deckt rasch die Hälfte seines Tagesbedarfs. Mangan ist Bestandteil zahlreicher Enzyme und damit an vielen Stoffwechselreaktionen beteiligt. Unter anderem sorgt es dafür, daß Calcium aus der Nahrung in die Knochen eingebaut wird. Mangan stärkt Knochen und Bindegewebe.

Aluminium

Grüner und schwarzer Tee enthalten ungewöhnlich hohe Mengen an Aluminium. Manche Autoren geben einen Gehalt von bis zu drei Prozent des Trockengewichts an. Allerdings nimmt der menschliche Körper schätzungsweise nicht mehr als ein bis drei Prozent des unerwünschten Minerals auf. Eine Vergiftung ist nahezu ausgeschlossen.

Sonstige Inhaltsstoffe

In Teeblättern kommen noch weitere Wirkstoffe vor: Flavonoide, Saponine, Aromastoffe, Salz, Fermente, Farbstoffe und Vitamine. Mengenmäßig spielen sie eine untergeordnete Rolle, dennoch tragen sie zum Genuß und zur wohltuenden Wirkung des grünen Tees bei.

VITAMINE IM GRÜNEN TEE UND IHRE WIRKUNGEN		
A	Carotin	Sehkraft, Radikalenfänger.
B_1	Thiamin	Stärkt Nervenzellen und Muskeln.
B_2	Riboflavin	Fördert den Stoffwechsel und die Zellatmung.
B_5	Pantothensäure	Steigert Stoffwechsel und Entgiftungsreaktionen.
C	Ascorbinsäure	Vielfältige Wirkung, stärkt die Abwehr, reguliert den Zellstoffwechsel.
	Niazin	Fördert den Stoffwechsel.
E	Tocopherol	Schützt die Zellen, fördert die Durchblutung.
K		Ist an Blutgerinnung und Knochenbildung beteiligt.

Ein Elixier für Seele, Geist und Nerven

Eine Legende erzählt: Im 6. Jahrhundert nach Christus meditierte der indische Mönch Bodhi-Dharma, der den Zen-Buddhismus in China und später in Japan verbreitete, neun Jahre lang vor einer Felswand. Dabei schlief er vor Müdigkeit ein. Als er aufwachte, wurde er so zornig wegen seiner Schwäche, daß er sich beide Augenlider abschnitt und sie auf die Erde warf. Die Lider schlugen Wurzeln und aus jedem wuchs ein Strauch mit grünen Blättern – die Teepflanze. Bodhi-Dharma kostete davon, und seine Müdigkeit verschwand augenblicklich. Der Missionar fühlte sich auf wundersame Weise gestärkt. Die japanische Schrift hat für Tee und Augenlid das selbe Schriftzeichen.

Der Muntermacher

Nach Wasser ist Tee das weltweit beliebteste Getränk. Das hat er sicher nicht nur seinem guten Geschmack zu verdanken, sondern auch seiner unmittelbaren Wirkung auf Seele, Geist und Nerven. Grüner Tee vertreibt Müdigkeit, verzögert den Schlaf und steigert die Konzentration. Das Erfreuliche dabei ist, daß das geistige Hoch lange anhält und daß ihm kein ausgeprägtes Tief folgt. Damit ist Tee dem Kaffee überlegen.

So hilft grüner Tee

Koffein und Theophyllin erweitern die Blutgefäße und stimulieren das Zentralnervensystem. Das regt Geist und Kreislauf an und beseitigt lähmende Müdigkeit. Lassen Sie den Tee nur kurz ziehen. Nach drei Minuten ist das Koffein herausgelöst. Trinken Sie alle Aufgüsse.

TIP

Wenn Sie unter chronischer Müdigkeit leiden, versuchen Sie es einmal mit einer Teekur. Grüner Tee belebt auf sanfte Weise.

Konzentration und Reaktion

Leiden Sie unter Vergeßlichkeit? Müssen Sie sich auf eine Prüfung vorbereiten? Grüner Tee sorgt dafür, daß den Gehirnzellen die Energie nicht ausgeht, er löst Verspannungen und macht gelassener. Der Kopf wird frei, und Sie können sich auf das Wesentliche konzentrieren.

Versuche ergaben, daß nach zwei bis vier Tassen alle psychischen Funktionen gesteigert werden.

Sie schreiben schneller und machen weniger Fehler. Sie reagieren rascher, und Ihr Gedächtnis arbeitet auf Hochtouren.

Balsam für die Seele

Grüner Tee hilft Ihrer Seele. Das Koffein regt an und belebt, außerdem wirkt es traurigen Gedanken entgegen. Vitamine liefern Nahrung für die Nerven. Die ätherischen Öle streicheln die Sinne und schaffen ein Wohlgefühl. Die Gedanken werden klar. Nebenbei schulen Sie Ihren *Geschmack:* Sie riechen das Aroma, schmecken die feinen Nuancen, spüren die Ruhe und genießen Ihre Teepause. Ein solches Entspannungsritual gibt Ihnen Kraft und neue Energien für den Alltag.

TIP

Der Tee darf nur drei Minuten ziehen, sonst kann der anregende Effekt ausbleiben. 40 Minuten nach dem Trinken ist die anregende Wirkung am stärksten. Nutzen Sie Tee nicht zu oft als Muntermacher. Bei längerer Gewöhnung an koffeinhaltige Getränke läßt die Wirkung nach.

Tee zum Genießen

Den ersten Aufguß lassen Sie nur kurz ziehen und gießen ihn weg. Den zweiten und dritten Aufguß lassen Sie drei bis fünf Minuten ziehen.

TIP

Wenn Ihnen eine harte Zeit bevorsteht, kann auch Johanniskraut helfen. Johanniskraut kräftigt und stabilisiert die Nerven, wirkt ausgleichend und wohltuend gelassen. Sie werden lockerer und nehmen vieles leichter.

Die Abwehrkräfte stärken mit grünem Tee

Der grüne Tee bietet einen weitreichenden Schutz vor Erkrankungen. In der Vorbeugung liegt eine der besonderen Stärken des Genuß- und Heilmittels. Bleiben Sie gesund, der grüne Tee hilft dabei.

Natürlich leben, das Immunsystem pflegen
Grüner Tee aktiviert die Selbstheilungskräfte des Körpers. Nehmen Sie sich Zeit zum Teetrinken, machen Sie ein Ritual aus Ihrer täglichen Teestunde. Zwei bis drei Tassen in einer angenehmen Atmosphäre ohne Hast getrunken, fördern die Entspannung und dienen so der Gesundheit.

Das ist von unschätzbarem Wert in einer Zeit, in der Hektik, Streß und Unruhe mehr denn je den Tag bestimmen, der Leistungsdruck steigt und Zukunftsängste zunehmen.

Lange Anfahrtswege stehlen unsere Zeit, und vor allem viele Frauen übernehmen sich mit Familie, Haushalt und Beruf.

Wenn Sie häufig unter Infektionen leiden, Ihre Erkältungen nur langsam abklingen, oder Sie sich häufig erschöpft fühlen, dann arbeitet vermutlich Ihr Immunsystem nicht richtig. Das ist gar nicht so selten. Pilzinfektionen, etwa mit dem gefürchtetem *Candida albicans*, scheinen zu einem Symptom unserer Lebensweise zu werden: Allergien breiten sich aus, und immer weniger Männer und Frauen fühlen sich gesund.

Beugen Sie Infektionen vor: Eine Teekur empfiehlt sich beispielsweise dann, wenn eine Grippewelle anrollt, oder wenn Sie unter starkem Streß stehen. Sie unterstützen Ihr Immunsystem und können Angreifer besser abwehren.

Machen Sie eine Teekur für Ihre Abwehrkräfte. Trinken Sie dreimal täglich je zwei Tassen grünen Tee, und geben Sie in jede Tasse den Saft einer halben Zitrone oder einige Tropfen Grapefruitkern-Extrakt. Lassen Sie den Tee mindestens fünf Minuten ziehen, damit die Gerbstoffe sich voll entfalten können.

FAKTOREN, DIE DIE IMMUNABWEHR SCHWÄCHEN

Streß	*Lärm, künstliches Licht, Unruhe, Computerarbeit*
Umweltgifte	*Luftschadstoffe, Zusatzstoffe in Lebensmitteln, Amalgamfüllungen*
Ernährung	*Nahrungsmittelzusätze und -rückstände, einseitige Ernährung, zu viele Kalorien, Protein- oder Vitamindefizit*
Genußgifte	*Alkohol, Nikotin, Drogen, Medikamente*
Allergene	*Hausstaub, Pollen, Haustiere u. a.*
Infektionen	*Soor, Hautpilzerkrankungen, Parasitenbefall, chronische Bakterien- oder Virusinfektionen*
Psyche	*Verkrampfungen, Ängste, Frustrationen, Kommunikationsmangel, Einsamkeit, Leistungsdruck, Reizüberflutung*

Die Heilkräfte des grünen Tees

Grüner Tee hilft bei Infektionen und Entzündungen aller Art. Dafür sind die Catechin-Gerbstoffe verantwortlich: Sie mildern Reize, hemmen Entzündungen und wehren infektiöse Mikroorganismen ab. Die Kombination mit Vitamin C erweist sich immer wieder als besonders vorteilhaft. Harmlose Infektionen können Sie bedenkenlos mit grünem Tee behandeln. Aber gehen Sie zum Arzt, wenn die Symptome ungewöhnlich schwer sind, die Krankheit nach drei bis fünf Tagen nicht besser wird, oder Sie sich sorgen, daß mehr dahinter stecken könnte.

Erkältungskrankheiten

Frühjahr und Herbst sind die klassischen Erkältungszeiten. 150 verschiedene Erreger können die Nasenschleimhäute attackieren und eine Erkältung verursachen. Der Körper ist durch die jahreszeitlich bedingte Umstellung gefordert, das Abwehrsystem ist angeschlagen, im Frühjahr zusätzlich durch den Vitaminmangel nach einem langen Winter geschwächt. Wir sind anfällig für Virusinfektionen. Zusätzlich zu dem recht harmlosen Schnupfen machen uns Grippewellen zu schaffen.

Die Wintergrippe ist meist eine Folge von zu trockener Luft während der Heizperiode. Die Grippe im Sommer – früher eher selten – wird wohl durch Klimaanlagen und Zugluft begünstigt. In allen Fällen haben Viren gute Chancen, das Immunsystem zu überlisten. Eine Erkältung kündigt sich meist mit Husten und Halsschmerzen an.

TIP

Essen Sie viel frisches Obst und Gemüse, gehen Sie an die frische Luft. Auch eine Zitronen-Teekur beugt Erkältungen vor. Bereiten Sie dreimal täglich ein Kännchen Tee zu, und geben Sie in jede Tasse den Saft einer halben Zitrone, einer Grapefruit oder einige Tropfen Grapefruitkern-Extrakt.

So hilft grüner Tee: Die Catechine, wirkungsvolle Bakterien- und Virenfeinde, bremsen die Krankheitserreger. Einige Catechine verhindern sogar, daß Grippeviren in die Zellen eindringen. Vitamin C und Zink unterstützen die Immunabwehr, die Zelle kann sich besser gegen Angriffe von außen wehren. Vitamin A erhöht den Widerstand der Schleimhäute. Die Viren können den Schutzwall erst gar nicht durchbrechen.

Schnupfen

Symptome: In den Nasengängen wird ständig Schleim produziert, die Nasenschleimhaut schwillt an, die Nase verstopft. Kribbeln in der Nase, häufiges Niesen.

Krankheit: Erreger sind verschiedene Virusarten. Schnupfen ist lästig, aber meist harmlos. Sehr oft stecken mehrere verschiedene Erreger dahinter; Rhinoviren beispielsweise verursachen Schnupfen. Wenn bestimmte Bakterien dazukommen, wird schnell eine Nebenhöhlenentzündung daraus. Dauert der Schnupfen länger als sieben Tage, besteht der Verdacht auf eine Nebenhöhlenentzündung, die der Arzt behandeln muß.

Behandlung: Trinken Sie mehrmals täglich grünen Tee zusammen mit einem Teelöffel Honig und dem Saft jeweils einer halben Zitrone, evtl. auch Grapefruitsaft. Fünf Minuten ziehen lassen.

Hals- und Rachenentzündung

Symptome: Starke Schmerzen, Schluckbeschwerden, rauher Hals, Heiserkeit, Kratzen und Brennen im Hals.

Krankheit: Halsschmerzen treten regelmäßig bei Erkältungskrankheiten auf. Da auch zahlreiche ernstere Ursachen in Frage kommen, sollten Sie zum Arzt gehen, wenn das Halsweh nicht nachläßt.

Behandlung: Trinken Sie grünen Tee mit Zitronensaft und Honig. Gurgeln Sie mit Tee: 2 bis 3 Teelöffel Tee, 5 Minuten ziehen lassen, dazu den Saft einer Zitrone, 3 Minuten gurgeln, ausspucken. Atmen Sie über die Nase ein, das befeuchtet die Luft.

Grippaler Infekt

Symptome: Husten, Schnupfen, Heiserkeit, Niesen, Halsweh, Kopf- und Gliederschmerzen, Abgeschlagenheit und Fieber.

Krankheit: Harmlose Variante der Grippe.

Behandlung: Trinken Sie reichlich, gegebenenfalls mischen Sie grünen Tee mit Mineralwasser. Dazu vitaminreiche Obst- und Gemüsesäfte.

Grippe

Symptome: Ähnlich wie beim grippalen Infekt. Die Symptome sind aber stärker ausgeprägt. Zusätzlich Schüttelfrost, hohes Fieber, Mattigkeit.

Krankheit: Ernstzunehmende akute fieberhafte Infektion. Die Influenza-Viren werden durch Tröpfcheninfektion übertragen. Bakterielle Folgeinfektionen oder Kreislaufkollaps sind möglich.

Behandlung: Viel trinken: Tee mit Mineralwasser 1:1 vermischt. Ferner heißen Tee mit Honig und Zitronensaft. Inhalationen lindern die Begleiterscheinungen.

Entzündungen und Infektionen in Mund und Rachen

Infektionskrankheiten entstehen durch das Eindringen von Mikroorganismen – Bakterien, Viren oder Pilzen – in den Organismus und durch ihre Vermehrung. Sie sind direkt von Mensch zu Mensch über die Luft übertragbar als Tröpfcheninfektion oder über infizierte Gegenstände.

So hilft grüner Tee: Catechine wirken gegen Viren, Bakterien und Pilze. Sie hemmen Wachstum und Entwicklung der Keime, so daß die Infektion bald abklingt. Gerbstoffe fördern die Wundheilung, Entzündungen verheilen schnell.

Zahnfleischentzündung

Symptome: Das Zahnfleisch ist gerötet, leicht geschwollen und blutet schnell, vor allem beim Zähneputzen.

Krankheit: Ursache sind die Plaque-Bakterien. Sie scheiden Stoffwechselprodukte aus, die das Zahnfleisch angreifen. Die Entzündung kann in die Tiefe gehen, das Zahnfleisch löst sich, und es entstehen Zahnfleischtaschen. Das sind kleine Nischen, in denen sich Speisereste ablagern und die deshalb einen hervorragenden Lebensraum für krankmachende Bakterien bieten. Wurzelhaut und Knochen werden geschädigt, das abgelöste Zahnfleisch legt die Zahnhälse frei. Wenn es ganz arg wird, fallen die Zähne aus.

Behandlung: Spülen Sie Ihren Mund mit grünem Tee, reinigen Sie die Zahnbürste regelmäßig, gehen Sie bald zum Zahnarzt.

Mundschleimhautentzündung, Mundaphthen und -fäule

Symptome: Gerötete, angeschwollene Mundschleimhaut, manchmal mit Blutungen, Mundgeruch und vermehrter Speichelbildung. Leichtes Fieber und Appetitlosigkeit. Bei Mundaphthen sind die Symptome schwerer ausgeprägt. Hinzu kommen linsengroße, gelblich-weiße Beläge auf der Zunge. Starke Schmerzen, übler Mundgeruch. Essen und Trinken sind kaum möglich, die Lymphdrüsen sind geschwollen, und die Haut um den Mund herum ist infiziert.

Krankheit: Bakterien, Viren oder Pilze können die Entzündung verursachen. Sie kann aber auch durch eine Zahnfleischentzündung ausgelöst werden. Aphthen sind sehr schmerzhafte, kleine, durch Herpes-Viren hervorgerufene Geschwüre in der Mundschleimhaut. Häufig erkranken Kleinkinder an Aphthen, weil sie noch gerne alles in den Mund nehmen. Die Krankheit ist sehr ansteckend. Mundfäule ist die schwerste und unangenehmste Form einer Mundschleimhautentzündung, nach deren Ursachen Arzt und Zahnarzt unverzüglich forschen müssen. Essen ist unmöglich; schlimmstenfalls können sogar die Zähne ausfallen.

Behandlung: Betroffene Stellen mehrmals täglich mit grünem Tee bepinseln. Mundspülungen mehrmals täglich. Reinigen Sie täglich die Zahnbürste, und wechseln Sie sie jede Woche. Grapefruitkern-Extrakt kann lindern.

Krankheiten vorbeugen, Symptome lindern

Mit grünem Tee können Sie viele Erkrankungen behandeln. Entweder verhindern seine Wirkstoffe, daß sie überhaupt ausbrechen, oder sie lindern die Beschwerden und helfen bei der Genesung. Der grüne Tee begleitet und unterstützt die notwendigen Therapien.

Herz, Kreislauf, Blutgefäße

Herz-Kreislauf-Erkrankungen wie Herzinfarkt, Schlaganfall und Thrombose sind in Europa und Nordamerika die häufigste Todesursache. Fast immer spielen Cholesterinablagerungen eine entscheidende Rolle. So hilft grüner Tee: Er verringert das Risiko, diese Krankheiten zu bekommen. Wenn Sie daran erkrankt sein sollten, kann der Tee die Symptome lindern.

Arteriosklerose

Zu einer Arteriosklerose oder Arterienverkalkung kommt es fast immer, wenn zuviel Cholesterin im Blut kreist. Cholesterin ist wichtiger Bauteil für die Zellmembran und Grundstoff für einige Hormone, Vitamin D und der Gallensäuren. Wenn zu viele dieser Fettpartikelchen im Blut schwimmen, lagern sie sich an den Arterienwänden an.

TIP

Trinken Sie regelmäßig grünen Tee, mindestens einmal täglich. Wechseln Sie die Sorten, entdecken Sie die Geschmacksvielfalt.

Die Blutgefäße werden dick, hart und verstopfen. Die Ablagerungen behindern den Blutfluß. Kleinere Blutgerinnsel können steckenbleiben und plötzlich das Gefäß verschließen. Arteriosklerose ist die Hauptursache für Herzinfarkt und Schlaganfall.

So hilft grüner Tee: Er verdünnt, ähnlich wie Acetylsalicylsäure (bekannter als ASS oder unter dem Markennamen Aspirin), das Blut, indem er die Blutgerinnung herabsetzt. Gleichzeitig verhindern die Catechin-Gerbstoffe, daß sich das schädliche LDL an den Arterien ablagert. Außerdem können die Wirkstoffe des grünen Tees einen erhöhten Cholesterinspiegel senken.

TIP

Die cholesterinsenkende Wirkung entfaltet sich am besten, wenn Sie den grünen Tee zu den Mahlzeiten trinken.

Eine japanische Studie mit 1300 Männern zeigte: Bereits vier Tassen täglich reduzieren den Gehalt an LDL-Cholesterin, parallel dazu steigt der Anteil an »gutem« HDL-Cholesterin.

Bluthochdruck

Jahrelang kann zu hoher Blutdruck unerkannt bleiben und so die Gefäße schädigen. Die ersten Symptome – wenn sie als solche bemerkt werden – sind Schwindel, Nasenbluten, Kopfschmerzen, Schlafstörungen, Kurzatmigkeit, häufiger Harndrang. Herz und Adern leiden unter der Dauerbelastung, Bluthochdruck gilt als erhebliches Risiko für Herzinfarkt und Schlaganfall.

Bis zu 15 Prozent der Erwachsenen haben Bluthochdruck, noch einmal so viele liegen am Grenzwert. Je älter der Patient, desto häufiger ist die Erkrankung. Bei auffallend vielen Betroffenen treten Bluthochdruck, Fettsucht sowie gestörter Zucker- und Fettstoffwechsel gemeinsam auf. Als Ursachen gelten neben der genetischen Veranlagung die Ernährung, Übergewicht, Streß, Bewegungsmangel und Rauchen. Das Koffein im Tee schadet bei Bluthochdruck nicht.

So hilft grüner Tee: Er wirkt direkt auf den Mechanismus ein, der den Blutdruck reguliert. Außerdem hält er die Gefäße elastisch. Tee bietet sich als alternatives Getränk an: Er schmeckt und hilft beim Abnehmen, außerdem entspannt ein Teeritual.

TIP

Achten Sie auf Ihre Ernährung – viel Obst und Gemüse, Ballaststoffe, wenig Fleisch, wenig Alkohol, und verschreiben Sie sich selbst körperliche Bewegung – gleichmäßig und regelmäßig. Jedes Kilo Übergewicht, das Sie abnehmen, senkt den Blutdruck um 2 mmHg.

Angina pectoris, Herzinfarkt

Die Herzkranzgefäße versorgen den Herzmuskel mit sauerstoffreichem Blut. Das gelingt nur unzureichend, wenn die Gefäße durch Ablagerungen verengt sind. Der Herzmuskel leidet unter Sauerstoffmangel und ist chronisch unterernährt – er kann nicht mehr seine ganze Leistung bringen. Ein Herzinfarkt droht.

Angina pectoris kann eine Vorstufe zum Herzinfarkt sein. Die Patienten leiden nur bei körperlicher Belastung unter einem Sauerstoffmangel des Herzmuskels.

BLUTDRUCK IN MMHG

	systolisch	diastolisch:
Normal	< 140	< 90
Grenzwert	140 – 160	90 – 95
Bluthochdruck	>160	> 95
Schwerer Bluthochdruck	> 180	> 105

RISIKOFAKTOREN FÜR EINEN HERZINFARKT

Beeinflußbare Faktoren:	*Cholesterin, Bluthochdruck, Rauchen, Diabetes, Übergewicht*
Nicht beeinflußbare Faktoren:	*familiäre Veranlagung, Alter, Geschlecht*

So hilft grüner Tee: Koffein verbessert die Durchblutung der Herzkranzgefäße und verringert die Gefahr, einen Herzinfarkt zu erleiden. Gerbstoffe schützen vor Arterienverkalkung und Bluthochdruck und kräftigen den Herzmuskel.

Was Sie sonst noch tun können: Hören Sie mit dem Rauchen auf, verschaffen Sie sich regelmäßig Bewegung, verzehren Sie weniger Fett und mehr Ballaststoffe. Gegebenenfalls helfen Medikamente zur Blutdrucksenkung. Trinken Sie regelmäßig zwei Tassen Tee zu den Mahlzeiten. Nehmen Sie dazu den zweiten und dritten Aufguß, und lassen Sie ihn jeweils fünf Minuten ziehen.

Thrombose

Bei einer Thrombose verschließt ein Blutgerinnsel Venen, Adern, Arterien oder die Aorta, die Hauptschlagader. Das betroffene Organ ist im schlimmsten Fall komplett von der Blut- und Sauerstoffversorgung abgeschnitten. Thrombosen können lebensgefährliche Krisen auslösen, etwa einen Herzinfarkt, eine Lungenembolie oder einen akuten Verschluß der zentralen Arterien. Man spricht dann von einer Embolie.

Im Normalfall flicken Blutgerinnsel »Löcher« in den Gefäßen: Blutplättchen heften sich an die Gefäßwand und bilden einen dichten Pfropf. Wenn sich ein solcher Klumpen löst, treibt er mit dem Blutstrom durch den Körper – eine kleine Zeitbombe.

Die Neigung, Thrombosen zu bilden, ist weit verbreitet. Mehr als jeder zehnte Bundesbürger hat ein erhöhtes Risiko.

ACHTUNG

Ein erhöhtes Risiko für Thrombose besteht bei Erkrankungen des Blutkreislaufs und der -gefäße, Arteriosklerose, Fettstoffwechselstörungen, nach Operationen und chirurgischen Eingriffen, Diabetes mellitus, während einer Schwangerschaft und unmittelbar nach der Geburt, bei Übergewicht, im Alter, bei Einnahme der Pille, Östrogentherapie während der Wechseljahre, langen Liegezeiten bei Pflegebedürftigkeit.

So hilft grüner Tee vorbeugend: Grüner Tee verbessert die Fließeigenschaften des Blutes. Die Catechin-Gerbstoffe hemmen das Hormon Thromboxan, das die Blutplättchen dazu bringt, sich zu verklumpen. Zum anderen dichten einige Polyphenole angegriffene Gefäße ab und halten sie stabil. Es kommt

erst gar nicht zu »Löchern«, die von Blutplättchen »gestopft« werden müßten.

Magen, Darm, Verdauung

Schon jeder dritte Bundesbürger hat mindestens einmal im Jahr Magen- oder Darm-
beschwerden. Sie reichen von leichten, sogenannten funktionellen Störungen bis zu
schweren Erkrankungen. Auf Dauer können sie großen Schaden anrichten. Heute
weiß man, daß viele chronische Leiden ihre
Ursache in einem kranken Darm haben
können. Lassen Sie im Zweifelsfall die Ursachen Ihrer Beschwerden von einem Fach-
arzt klären.

So hilft grüner Tee: Gerbstoffhaltige Heil-
pflanzen wie der grüne Tee sind seit jeher
das Mittel der Wahl bei Verdauungsproble-
men. Sie regen die Verdauungsdrüsen an,
neutralisieren überschüssige Magensäure,
beseitigen das Völlegefühl, schützen die
Schleimhäute des Magen-Darmkanals und
fördern die Ausscheidung.

Nervöse Störungen des Magen-Darmkanals
Nervöse Störungen des Magens und des
Darms gehören fast zu unserem Lebensstil.
Zwar reagiert der Darm sehr flexibel auf
unterschiedliche Belastungen, doch die
meisten Menschen überfordern ihn perma-
nent. Wir essen falsch und das Falsche,
leben hektisch, setzen uns ungesundem
Streß aus und attackieren die Schleimhäute
mit Schadstoffen, Giften und Arzneien.
Magen und Darm reagieren irritiert. Der
Magen bildet zuviel Säure, der Darm wech-
selt zwischen Verstopfung und Durchfall.
Blähungen und Krämpfe plagen den
Patienten, doch nur selten kommt der Arzt
zu einem objektiven Befund.

So hilft grüner Tee: Die Teepause setzt
einen Ruhepunkt im Alltag. Die ätherischen
Öle fördern die Entspannung, Sie schalten
ab und öffnen Ihre Sinne. Nutzen Sie Ihr
Teeritual zur inneren Einkehr. Im übrigen
lindern die Gerbstoffe des Tees Entzündungen, beruhigen die Schleimhäute, neutrali-

sieren die Magensäure und verhindern die Ansiedlung krankmachender Keime.

Entzündungen der Magenschleimhaut (Gastritis)

Die Symptome sind vielfältig: Sodbrennen, Völlegefühl, Aufstoßen, Appetitlosigkeit, Schmerzen im Oberbauch, Magenkrämpfe, Durchfall, Blähungen und Verstopfung. Lange glaubten Mediziner, Gastritis werde durch zuviel Magensäure hervorgerufen. Schuld ist aber die Bakterie *Heliobacter pylori*, die sich in die Magenwand einnistet und eine schmerzhafte Entzündung der Schleimhaut verursacht. Eine chronische Gastritis erhöht das Risiko, ein Zwölffingerdarm-Geschwür zu entwickeln, erheblich. Beinahe alle Magenkrebs-Patienten sind mit dem Bakterium infiziert.

So hilft grüner Tee: Gerbstoffe binden die Eiweißstoffe in der Magenschleimhaut und machen sie unverwertbar für das Bakterium. Sie beruhigen angegriffene Magenwände und neutralisieren zuviel Magensäure.

Sodbrennen

Beim Sodbrennen oder sauren Aufstoßen fließen die Magensäfte durch die Speise-

röhre nach oben. Als Ursache kommen hastiges Essen, säurereiche Nahrung, kohlensäurehaltige Getränke in Frage. Dauerhaftes Sodbrennen kann die Schleimhäute der Speiseröhre schädigen.

So hilft grüner Tee: Die basische Wirkung neutralisiert aggressive Magensäuren.

Stoffwechsel: Diabetes, Gicht und Harnsteine

Viele Erkrankungen des Stoffwechsels ließen sich durch eine frühzeitige Umstellung auf eine gesunde Ernährung und Lebensweise vermeiden. Der grüne Tee kann einen kleinen, aber wesentlichen Beitrag dazu leisten: Er vermittelt Ruhe und Genuß in einer streßreichen Zeit, er regt die Sinne an und beugt aktiv vielerlei Erkrankungen vor.

Diabetes mellitus

In Deutschland leben rund vier Millionen Diabetiker mit Alterszucker und etwa zweihunderttausend Patienten mit jugendlichem Diabetes. Die Dunkelziffer ist sehr hoch. Experten schätzen, daß auf jeden Patienten ein noch nicht erkannter Diabetiker kommt. Diese Menschen leben gefährlich: Unbehandelt führt Diabetes zu schwerwiegenden Gesundheitsschäden: Die Netzhaut der Augen verändert sich, Nerven werden geschädigt, die Niere büßt nach und nach ihre Funktion ein, periphere Blutgefäße verschließen sich und können Amputationen nötig machen. Diabetes ist eine Erkrankung des Kohlehydratstoffwechsels. Weil dem Körper das Hormon Insulin fehlt (beim jugendlichen Diabetes) bzw. die Gewebe nicht mehr auf Insulin ansprechen (häufigste Ursache des Altersdiabetes), können die Zellen den Blutzucker nicht aufnehmen und verwerten.

Risikofaktoren für einen Alterszucker: Diabetiker unter nahen Verwandten, Übergewicht, Bluthochdruck, älter als 45 Jahre, wenig Bewegung, Störungen des Fettstoffwechsels.

So hilft grüner Tee: In Versuchen mit Mäusen haben grüner und schwarzer Tee den Blutzucker gesenkt. Die Gerbstoffe (Catechine beim grünen, Theaflavin beim schwarzem Tee) hemmen das Enzym

TIP

Apotheken führen einfache Blutzuckertests. Wenn zwei oder mehr Risikofaktoren auf Sie zutreffen, sollten Sie einmal jährlich einen Zuckertest machen.

TIP

Reichern Sie Ihren Speiseplan mit basischen Nahrungsmitteln an. Dazu zählen Kartoffeln, Obst und Gemüse, Kräuter aller Art. Reduzieren Sie tierisches Eiweiß, wo immer Sie können. Auch wenn Zucker und Weißmehlprodukte im Körper verarbeitet werden, entstehen Säuren.

Amylase, das aus langen Stärkeketten die einzelnen Zuckermoleküle herauslöst. Dadurch gelangt weniger Zucker ins Blut. Allerdings läßt sich dieser blutzuckersenkende Effekt bei Diabetikern nicht beobachten. Grüner Tee dient hier vor allem der Vorbeugung.

Cholesterin
Siehe Abschnitt »Herz, Kreislauf, Blutgefäße«, Absatz »Arteriosklerose« (Seite 34).

Übersäuerung
Eine chronische Übersäuerung des Körpers gilt mittlerweile auch bei naturheilkundlich orientierten Ärzten als (Mit-)Ursache vieler Krankheiten wie etwa Migräne, Rheuma, chronischen Entzündungen oder Hauterkrankungen. Tatsache ist, daß unsere fleischreiche Ernährung, Alltagsstreß und Bewegungsmangel das gesunde Verhältnis von Säuren und Basen im Körper entgleisen lassen.

So hilft grüner Tee: Grüner und schwarzer Tee neutralisieren einen Überschuß an

Säure. Das merken Sie, wenn Sie beim sauren Aufstoßen oder Sodbrennen eine Tasse Tee trinken. Die Beschwerden lassen unverzüglich nach.

Gicht und Harnsteine

Die Ursache für beide Krankheiten ist ein gestörter Harnsäure-Stoffwechsel. Harnsäure entsteht durch normale biochemische Prozesse und wird über die Nieren entsorgt. Unter Umständen kann sich der Harnsäurespiegel im Blut erhöhen, etwa bei einer fleischreichen Ernährung, bei einer entsprechenden genetischen Veranlagung oder während einer Fastenkur. Die überschüssige Harnsäure kann in den Gelenken kristallisieren und einen schmerzhaften Gichtanfall verursachen oder aber Harnsteine bilden.

So hilft grüner Tee: Der Tee erleichtert den Nieren die Arbeit. Er verbessert ihre Durchblutung, durchspült sie und fördert den Abtransport der Harnsäure. Außerdem erleichtert er die Fettverdauung und beugt einem Säureüberschuß vor.

TIP

Gicht und Harnsteine ließen sich ebenso wie eine chronische Übersäuerung in vielen Fällen vermeiden. Hauptursache ist zu viel tierisches Eiweiß, bei dessen Abbau die Harnsäure entsteht. Bringen Sie nur zwei- bis dreimal in der Woche Fleisch auf den Tisch. Halten Sie sich bei Wurst zurück. Ersetzen Sie tierische Fette durch hochwertige Pflanzenöle, und ernähren Sie sich vollwertig.

TIP

Grüner Tee ersetzt keine sorgfältige Zahnpflege. Putzen Sie Ihre Zähne nach jedem Essen mit einer fluorhaltigen Zahncreme. Wechseln Sie alle drei Monate die Zahnbürste, und lassen Sie sich mindestens einmal jährlich einen Termin bei Ihrem Zahnarzt geben. Teegerbstoffe, besonders die des schwarzen Tees, können die Zähne braun verfärben. Das ist ein Hinweis auf Plaque. So können Sie frühzeitig eine Ursache für Karies und Zahnfleischentzündungen erkennen und ausschalten.

Zähne und Knochen

Harte Zähne und stabile Knochen – wie wichtig dies ist, merken wir meist erst zu spät. Ein Kariesloch wächst nicht wieder zu, und wenn der Knochen erst an Substanz verloren hat, läßt sich nur der weitere Abbau verlangsamen.

So hilft grüner Tee: Er führt dem Körper lebenswichtige Mineralien zu, unter anderem Fluor. Seine Gerbstoffe mobilisieren den Darm, so daß dieser die Mineralien besser verwerten kann.

Karies

Mao Tse-tung reinigte seine Zähne durch Teetrinken und Kauen von Teeblättern. Viele Chinesen machen das genauso und haben durchaus Erfolg. Wenn fortlaufend Säuren den Zahnschmelz angreifen und Kalk herauslösen, wird der Zahn porös und löchrig. Der Patient leidet unter Karies. Die aggressiven Säuren werden von Plaque-Bakterien gebildet, die sich von Zucker ernähren.

So hilft grüner Tee: Er stabilisiert den Zahnschmelz und schützt vor Karies. Mit seinem ungewöhnlich hohen Gehalt an Fluor fördert er die Wiederverkalkung der Zähne. Die Gerbstoffe hemmen das Bakterienwachstum und regen die Speicheldrüsen zu verstärkter Sekretion an. Beides verringert den Zahnbelag und sorgt für frischen Atem. Starke Teetrinker haben generell weniger Zahnerkrankungen.

Osteoporose

Osteoporose – im Volksmund Witwenbuckel – ist eine der häufigsten Alterserkrankungen von Frauen. Der Körper baut Mineralien ab, die Knochen werden porös und brechen leicht. Als Hauptursache gilt der Mangel an Östrogen, wenn die Eierstöcke nach den Wechseljahren ihre Tätigkeit einstellen.

TIP

Calciumreiche und fleischarme Ernährung, reichlich Bewegung und Aufenthalt an der frischen Luft sind der beste Schutz vor Osteoporose. Frauen sollten täglich 1000 Milligramm Calcium zu sich nehmen, nach den Wechseljahren sogar 1500 Milligramm. Zum Vergleich: Ein Liter Milch enthält 1250 Milligramm Calcium. Wenn Sie Milch nicht vertragen, weichen Sie auf Sauermilch oder Buttermilch aus. Oder mischen Sie Milch mit Malzkaffee, das macht sie bekömmlicher. Auch Milchprodukte wie Quark oder Joghurt enthalten reichlich Calcium. Grüne Blattgemüse, Haselnüsse und Käse sind ebenfalls sehr calciumhaltig.

Risikofaktoren für Osteoporose: Östrogenmangel, erbliche Vorbelastung, calciumarme Ernährung, viel tierisches Eiweiß, Mangel an Vitamin D, wenig Bewegung und kaum Tageslicht, Nikotingenuß.

So hilft grüner Tee: Er wirkt vor allem über seine Mineralien: Fluor regt die Knochenneubildung an, Mangan stärkt Knorpel, Knochen und Bindegewebe.

Rezepte mit grünem Tee

Tees für jung und alt

Kinder

Kleinkinder sollten Tee wegen seines Koffeingehaltes gar nicht trinken, Schulkinder und Jugendliche nur in Maßen.

▶ Wählen Sie eine milde, koffeinarme Sorte, etwa Banchatee. Verwenden Sie nur den zweiten und dritten Aufguß, sie enthalten weniger Koffein.

▶ Tee mit Fruchtsäften, -nektar oder -sirup schmeckt vielen jungen Menschen besser als Tee pur. Sie erhalten damit zugleich eine Portion Vitamine.

▶ Verabreichen Sie nach 16.00 Uhr keinen Tee mehr. Die Kinder sind möglicherweise so aufgedreht, daß sie abends nicht mehr schlafen können oder wollen.

Wenn Sie einen »Familientee« bereiten, schütten Sie den ersten Aufguß weg, verwenden Sie den zweiten und dritten Aufguß, und lassen Sie ihn vier Minuten ziehen. Dosierung: Einen gestrichenen Teelöffel (TL) voll Banchatee auf ein Glas Wasser beziehungsweise 6 TL auf einen Liter.

Tee-Mix-Getränk

1 TL Bancha
1 TL Honig
Fruchtnektar oder -sirup
Als Fruchtnektar oder -sirup: Bananen, Pfirsich, Südfrüchte

Energiequelle

1 Liter Banchatee
2 TL Honig
Zitronensaft
In den warmen Tee Honig und Zitronensaft rühren. Warm oder kalt servieren.

Vitamindrink

6 TL Bancha auf 1/2 Liter Wasser
1/2 Liter schwarzer Johannisbeersaft
Mineralwasser
Zucker
Tee zubereiten und kalt stellen. Gläser mit Johannisbeersaft und kaltem Tee im Verhältnis 1 : 1 zu zwei Drittel füllen und Mineralwasser zugeben.

Schwangerschaft und Stillzeit

Grüner Tee in Maßen genossen schadet dem Ungeborenen oder Baby keinesfalls. Wählen Sie einen milden Banchatee, und trinken Sie den zweiten Aufguß.

FITMACHER FÜR DEN ALLTAG, TEE GEGEN STRESS

Wirkung	Teesorte	Eigenschaft
anregend	Gyokuro, Matcha	koffeinreich
beruhigend	Bancha, Lu Chan Wu	wenig Koffein

Tee hält ältere Menschen in Schwung

Der grüne Tee wirkt mehrfach günstig auf körperliche und geistige Vorgänge:

➡ Er hilft, den natürlichen Alterungsprozeß zu verlangsamen.

➡ Er bekämpft freie Radikale, das sind aggressive Teilchen in unserem Stoffwechsel, die die Haut altern lassen und Grauen Star hervorrufen können.

➡ Er stärkt das Herz, kräftigt den Blutkreislauf und schützt vor Arteriosklerose.

➡ Er regt den Appetit an und fördert die Verdauung.

➡ Er macht morgens munter und beruhigt am Spätnachmittag. Mit seiner Hilfe läßt sich das Nachmittagstief ohne Schläfchen überwinden, so daß der Nachtschlaf ruhiger, tiefer und länger ist.

➡ Er stärkt die Abwehrkräfte .

➡ Er fördert die Konzentration und das Gedächtnis.

Erkältungstee, auch zur Vorbeugung

4 TL Bancha auf 1/2 Liter Wasser
1 TL Kamillenblüten
1 TL Honig
1 Zitrone
Tee und Kamillenblüten mischen. Mit heißem Wasser aufbrühen und 5 Minuten ziehen lassen, abseihen. Honig und Zitronensaft zugeben.

Nachmittagstee

Marokkanischer Pfefferminztee

5 TL Gunpowder-Tee auf 1 Liter Wasser
4 TL Pfefferminzblätter
Zucker
Zitrone
Tee aufbrühen, 5 Minuten ziehen lassen. In eine zweite Kanne Minze und Zucker geben, mit 200 ml heißem Wasser überbrühen, ebenfalls 5 Minuten ziehen lassen. Beide Tees abseihen und zusammenschütten, mit Zitronenspritzern verfeinern.

Kaschmir-Tee

1 TL grüner Assamtee
3 TL schwarzer Tee auf 1 Liter Wasser
5 Kardamomkapseln
1 Zimtstange
2 Gewürznelken
1 Vanillestange
weißer Kandiszucker
Tees mischen, mit heißem Wasser überbrühen, 3 Minuten ziehen lassen, abseihen. Die Gewürze in die Kanne geben und fünf

Minuten warten. Kandiszucker in die Tasse geben, mit Tee auffüllen.

Apfelsafttee
2 TL Gunpowder-Tee auf 1/2 Liter Wasser
1 Apfel
1/2 Glas Apfelsaft
etwas Zitronensaft
Zweiten Aufguß 3 Minuten ziehen lassen, abseihen und erkalten lassen. Apfel waschen, entkernen, in dünne Scheiben schneiden und in Zitronen-/Apfelsaft- gemisch legen. Später Saft mit Eiswürfeln in die Gläser geben, mit Tee auffüllen.

Energie für Sportler
Tee ist das ideale Getränk für Sportler. Es löscht den Durst, belebt, gleicht Mineralstoff- und Salzverluste aus und steigert die Leistungsfähigkeit.

Tee gegen den Durst
4 TL Grüntee auf 1/2 Liter Wasser
Mineralwasser
Grapefruit oder Zitrone
Meersalz.
Zweiten Aufguß 3 Minuten ziehen lassen und abseihen. Kalt stellen und nach Bedarf mit Mineralwasser mischen. Mit Grapefruit oder Zitrone abschmecken, etwas Meersalz bringt zusätzliche Mineralien und Salze.

Neue Energie
5 TL Tee auf 1 Liter Wasser
Zitrone
1 TL Honig

Ersten Aufguß 1 Minute ziehen lassen und wegschütten. Zweiten Aufguß 3 Minuten ziehen lassen, abseihen. Zitronensaft und Honig zugeben. Mit frischem Wasser immer wieder auffüllen.

Begleiter für alle Jahreszeiten

Grüner Tee kühlt im Sommer und wärmt im Winter. Er ist das Getränk für das ganze Jahr. Wenn Sie Teegetränke für die Familie zubereiten wollen, nehmen Sie auch hier einen koffeinarmen Tee, wie etwa den japa- nischen Bancha. Den ersten Aufguß schüt- ten Sie weg.

Abkühlung an Sommertagen

Tea on the Rocks, Eistee-Grundrezept
2 TL Tee pro Glas
Eiswürfel
Zutaten nach Geschmack: Zucker, Zitrone,
Apfelsine, Fruchtsaft o. a.
Tee zubereiten, Glas zu 3/4 mit Eis füllen, Tee zugeben, abschmecken. Sehr erfrischend ist Eistee mit Pfefferminze und Zitronensaft. Probieren Sie aus, lassen Sie Ihre Phantasie spielen.

Früchtetee
(Stark aufgegossener) grüner Tee, zu glei- chen Teilen vermischt mit Fruchtsaft, ist ein erfrischendes, gesundes Getränk für die ganze Familie.

Rezepte mit grünem Tee

Grüner Eistee
8 TL Tee auf 1 Liter Wasser
Zucker
Zitronensaft
Eiswürfel

Eistee mit Zimt
6 TL Tee auf 1 Liter Wasser
1/2 Zimtstange
3 TL Honig
Zitronensaft
Eiswürfel
Tee mit zerkleinerter Zimtstange zubereiten. In den warmen Tee Honig und Zitronensaft geben, evtl. mit Angostura-Bitter abschmecken und kalt stellen. Auf Eis servieren.

Tee mit Johannisbeerwürfeln
Johannisbeersaft zu Eiswürfeln gefrieren lassen, den Tee über diese Würfel gießen und servieren.

Tee-Orangensaft mit Eis
1/2 Liter Tee
200 ml Orangensaft
1 EL Ahornsirup
Vanilleeis
Tee kaltstellen, Orangensaft, Ahornsirup und Vanilleeis mit dem kalten Tee vermischen und servieren, mit Schlagsahne und Zitronenschnitz garnieren. Anstelle von Ahornsirup können Sie Kandiszucker nehmen.

Japanisches Grüntee-Eis
2 TL Teepulver (Matcha)
1/4 Liter Sahne
1/4 Liter Milch
90 g Zucker
Salz
Alle Zutaten miteinander verrühren und im Kühlfach gefrieren lassen.

Tee-Früchte-Bowle
12 TL Tee auf 1 Liter Wasser
200 g Zucker
2 Orangen
1 Zitrone
1/2 Liter Orangensaft
1/4 Liter Zitronensaft
Erdbeeren oder Früchte der Saison
Tee zubereiten, süßen und kalt stellen. Obstsäfte zugeben, Früchte kleinschneiden und zugeben. Mit Eiswürfeln servieren.

Zum Aufwärmen im Winter

Rezepte ohne Alkohol

Tee mit Zimt
6 TL Jasmin- oder Oolongtee auf 1 Liter Wasser
1/2 Zimtstange
2 Nelken
Kandiszucker oder Honig
Zimtstange und Nelken zerkleinern und mit dem Teekraut mischen. Mit heißem Wasser überbrühen, 3 – 5 Minuten ziehen lassen, abseihen und süßen.

Gewürztee

6 TL Tee auf 1 Liter Wasser
Zimtstange, Nelke, Vanille, Honig und
Angostura-Bitter
Oder: Kardamom, Anis, Nelken, Zimt und
Honig.
Gewürze im Mörser zerkleinern und unter
das Teekraut mischen, alles in die Kanne
geben und mit heißem Wasser überbrühen.
4 Minuten ziehen lassen, abseihen. Mit
Honig süßen, evtl. 2 – 3 Tropfen Angosto-
ra-Bitter dazugeben. Den Tee warm trinken.

Rezepte mit Alkohol

Tee mit Rum

5 TL grüner Tee
1 TL schwarzer Tee auf 1 Liter Wasser
4 TL Honig
2 EL Rum
Die beiden Tees mischen, mit heißem
Wasser überbrühen und 4 Minuten ziehen
lassen. Abseihen, Rum und Honig zugeben.

Teepunsch mit Wein

2 TL Tee auf 1/2 Liter Wasser
1 Zitrone
1 – 2 Flaschen Weißwein
Zucker
Tee aufbrühen, 4 – 10 Minuten ziehen lassen (auf die Bitterkeit achten). Zitronensaft
mit Weißwein erhitzen, Tee zugießen und
süßen. Der Teepunsch ist ein herber, würziger Muntermacher.

Japanischer Teepunsch

2 TL Bancha auf 1/2 Liter Wasser
250 g Zucker
2 Flaschen Wein
1 Flasche Arrak (Reisbranntwein)
1 Zitrone
Tee aufbrühen, 2 Minuten ziehen lassen
und süßen. Wein, Arrak und Zitronensaft
hinzugeben und alle Zutaten gut erhitzen.

Teelikör

Wußten Sie, daß es einen Teelikör gibt? Es
ist ein hellbrauner oder hellgelber Likör,
der deutlich nach Tee riecht und schmeckt.

Register

In der Reihe »Mutter Natur« sind im
Urania Verlag ferner erschienen:
Sanfte Behandlung und Pflege mit Teebaumöl
(Nr. 623-1)
Natürlich gesund und aktiv mit Apfelessig
(Nr. 618-5)
Mehr Power durch Nachtkerzenöl (Nr. 621-5)
Lebenskraft tanken mit Weißdorn (Nr. 617-7)
Frisch und munter durch Obst-Enzyme (Nr. 622-3)
Natürlich fit und vital mit Ginseng (Nr. 619-3)
Vorbeugen und heilen mit der Kraft des Ginkgo
(Nr. 616-9)
Heilen und Pflegen mit den Wirkstoffen des
Grapefruitkerns (Nr. 625-8)
Natürlich stark und gesund durch Knoblauch
(Nr. 620-7)

Gesund, vital und aktiv mit Kürbiskernöl
(Nr. 663-0)
Natürlich heilen und gesund bleiben mit
Weizengras (Nr. 664-9)
Gesundheit und straffes Gewebe durch Silicium
(Nr. 665-7)
Gesund und schön mit Schwarzkümmel
(Nr. 660-6)
Mehr Lebensfreude mit Johanniskraut (Nr. 661-4)
Ausgeglichenheit und Kraft durch Honig
(Nr. 662-2)

Die Deutsche Bibliothek – CIP-Einheitsaufnahme

Pfendtner, Ingrid:
Grüner Tee : gesund bleiben und genießen ; mit
einem bewährten Hausmittel Durchblutungs-
störungen, Infektionen aller Art und Erkältungs-
krankheiten nachhaltig behandeln / Ingrid
Pfendtner. – Orig.-Ausg. – Berlin : Urania, 1998
  (Sanft heilen mit Mutter Natur)
  ISBN 3-332-00674-6

© 1998 by Urania Verlag in der
Dornier Medienholding, Berlin

Umschlaggestaltung: **Konstantin Buchholz**
Titelbild: **Deutsche Teegesellschaft**
Lektorat: **Dr. Reitter & Partner Verlag GmbH,
85591 Vaterstetten**
Satz: **Dr. Reitter & Partner Verlag GmbH,
85591 Vaterstetten**
Druck: **Westermann Druck, Zwickau**
Printed in Germany

Gedruckt auf alterungsbeständigem Papier mit
chlorfrei gebleichtem Zellstoff

Originalausgabe
ISBN 3-332-00674-6